常见病奇效秘验方系列

颈肩腰腿痛
奇效秘验方

总　主　编◎吴少祯

执行总主编◎王馥恩　贾清华　蒲瑞生

主　　　编◎杨　毅

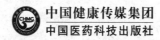

中国健康传媒集团
中国医药科技出版社

内 容 提 要

颈肩腰腿痛多为慢性劳损及无菌性炎症引起的以病患部位疼痛、肿胀甚至功能受限为主的一组疾病。中医在治疗本类疾病方面积累了丰富的经验，施用于临床往往可以取得满意的疗效。本书对既往中医治疗经验进行总结，收录治疗方法主要集中在药物治疗方面，包括传统经方、临床验方，同时也收集了诸多的药物外治方法。可供相关患者、临床大夫等参考使用。

图书在版编目（CIP）数据

颈肩腰腿痛奇效秘验方 / 杨毅主编 . — 北京：中国医药科技出版社，2023.3（2024.9重印）

（常见病奇效秘验方系列）

ISBN 978-7-5214-2314-3

Ⅰ.①颈… Ⅱ.①杨… Ⅲ.①颈肩痛 – 验方 – 汇编 ②腰腿痛 – 验方 – 汇编 Ⅳ.① R289.5

中国版本图书馆 CIP 数据核字（2021）第 132528 号

美术编辑 陈君杞
版式设计 南博文化

出版 **中国健康传媒集团** | 中国医药科技出版社
地址 北京市海淀区文慧园北路甲 22 号
邮编 100082
电话 发行：010-62227427 邮购：010-62236938
网址 www.cmstp.com
规格 880 × 1230mm $^1/_{32}$
印张 6 $^1/_4$
字数 170 千字
版次 2023 年 3 月第 1 版
印次 2024 年 9 月第 3 次印刷
印刷 大厂回族自治县彩虹印刷有限公司
经销 全国各地新华书店
书号 ISBN 978-7-5214-2314-3
定价 35.00 元

获取新书信息、投稿、为图书纠错，请扫码联系我们。

《常见病奇效秘验方系列》

编委会

总　主　编◎吴少祯

执行总主编◎王醊恩　贾清华　蒲瑞生

编　　　委（按姓氏笔画排序）

丁晓洁　于晓飞　王　兵

王科军　王洪涛　叶　蕾

巩振东　刘　莹　刘　谦

杨　毅　沈　凌　张　鹏

张华军　宫健伟　曹鸿云

韩　芸　韩洁茹　魏晓露

编委会

出版说明

　　中医方剂，肇自汤液，广于伤寒。在中医的历史长河中，历代医家留下了数以万计的验方、效方。从西汉的《五十二病方》，到明代的《普济方》，再到今天的《中医方剂大辞典》，本质上都是众多医家效验方的集录。这些优秀的效方、验方凝聚了古今医家的智慧和心血，为我们提供了宝贵的经验。

　　为此，我们组织专家编写了《常见病奇效秘验方系列》丛书，本套丛书包括儿科疾病奇效秘验方、颈肩腰腿痛奇效秘验方、消化系统疾病奇效秘验方、肝胆病奇效秘验方、痛风奇效秘验方、皮肤病奇效秘验方、关节炎奇效秘验方、失眠抑郁奇效秘验方、妇科疾病奇效秘验方、糖尿病奇效秘验方、神经痛奇效秘验方、高血压奇效秘验方、肺病奇效秘验方、中医美容奇效秘验方、便秘奇效秘验方，共计15个分册。每首验方适应证明确，针对性强，疗效确切，是临床医师、中医药学子和广大中医爱好者的必备参考书；同时，患者可对症找到适合自己的效验方，是患者家庭用药的便捷指导手册。

　　需要说明的是，原方中有些药物，按现代药理研究是有毒性或不良反应的，如附子、川乌、草乌、马钱子、木通、山慈菇、细辛等，这些药物大剂量、长期使用易发生中毒反应，故在使用之前，务必请教一下专业人士。

　　本套丛书在编写过程中，参阅了诸多文献资料，谨此对原作者表示衷心感谢！另外，书中难免会有疏漏之处，敬请广大读者提出宝贵意见。

中国医药科技出版社

2023 年 2 月

前言

　　颈肩腰腿痛多为慢性劳损及无菌性炎症引起的以病患部位疼痛，肿胀甚至功能受限为主的一组疾病。常见病包括颈椎病、肩周炎、腱鞘炎、腰间盘突出、腰肌劳损、骨质增生等。本病为临床多发病，近年来发现，患病群体已不局限于中老年人群，长期保持固定姿势的白领一族，由于久坐、久站或者长期重复同一个动作，极易罹患本类疾病。由于这些疾病起病隐匿，时轻时重，症状不典型，因而患者认知度较小，没有被广泛重视，往往错过最佳治疗时机。

　　本类疾病的主要表现为慢性疼痛，其严重影响患者生活质量。病情严重时会限制患者的行动能力，甚至会使患者丧失劳动能力。不仅如此，该类疾病造成的诸多并发症，会导致更严重后果，甚至有些患者因之而瘫痪、脑梗死。所以，了解本类疾病的保健以及诊治知识，对患者增加战胜疾病的信心，克服病魔的不良影响有很大帮助。

　　与西医学相比，在几千年的发展过程中，中医在治疗本类疾病方面积累了丰富的经验，施用于临床往往可以取得满意的疗效，所以一直以来都备受关注。为了让广大患者更加深入了解该类疾病的中医治疗方法，我们特意编写此书，对既往中医治疗经验进行总结。本书所收录治疗方法主要集中在药物治疗方面，包括传统经方、临床验方，同时也收集了诸多的药物外治方法。希望我们的工作可以给本类疾病的临床治疗提供有意义的参考。

最后，也特别提醒读者，本书所涉中医治疗方法中，毒性药物使用较多，所以请认真研读本书第十二章内容，如果所选治疗方剂中包含相关药物，一定请咨询正规医院注册中医师后再用。此外，由于编写团队学识水平有限，在编写过程中可能有不足之处，请各位专业人士不吝斧正。

编者

2022 年 10 月

目录

第一章 颈椎病…………………………………… 1

　第一节 内服方…………………………………… 1

　　葛根汤………………………………………… 1

　　瓜蒌桂枝汤…………………………………… 2

　　黄芪桂枝五物汤……………………………… 2

　　独活寄生汤…………………………………… 2

　　桂枝茯苓丸…………………………………… 3

　　补阳还五汤合温胆汤………………………… 3

　　羌活胜湿汤…………………………………… 3

　　益气聪明汤…………………………………… 4

　　蠲痹汤………………………………………… 4

　　薏苡仁汤……………………………………… 4

　　通督益颈汤…………………………………… 5

　　颈病汤………………………………………… 5

　　加味十补丸…………………………………… 6

　　僵蚕天麻饮…………………………………… 6

　　葛根汤合斑龙丸加减………………………… 7

　　颈项饮………………………………………… 7

　　脊痛汤………………………………………… 8

舒颈汤 ··· 8

通络解痛汤 ··· 9

颈痛汤 ··· 9

补肾祛瘀通络汤 ······································· 9

柴陈泽泻汤 ··· 10

葛芍芄仙四虫散 ······································· 10

益气通脉汤 ··· 11

蛇蝎通络丸 ··· 11

丹桂五虫汤 ··· 12

朱丹溪痛风方加减 ··································· 12

刘海涵经验方 ··· 13

郭焕章颈椎病1号方 ································ 13

郭焕章颈椎病2号方 ································ 13

郭焕章颈椎病3号方 ································ 14

郭焕章颈椎病4号方 ································ 14

郭焕章颈椎病5号方 ································ 14

郭焕章颈椎病6号方 ································ 15

第二节　外用方 ······································ 15

颈舒膏 ··· 15

颈痹汤 ··· 15

通经止痛膏 ··· 16

五龙威灵膏 ··· 16

骨质止痛膏 ··· 17

温通药灸方 ··· 18

中药外敷方 ··· 18

中药外治方 ··· 19

麝香阿魏膏 ··· 19

巫百康经验方 ……………………………… 20

第二章 急性斜颈 …………………… 21

第一节 内服方 ……………………………… 21

解表发汗散 ……………………………… 21

防风葛根汤 ……………………………… 22

疏肝止痛汤 ……………………………… 22

落枕方 …………………………………… 22

养神汤 …………………………………… 23

活血止痛汤 ……………………………… 23

补筋丸 …………………………………… 23

桂枝加葛根汤加减 ……………………… 24

葛根汤加味 ……………………………… 24

葛菊汤 …………………………………… 24

败毒散加减方 …………………………… 25

复枕汤 …………………………………… 25

和营止痛汤 ……………………………… 25

羌活胜湿汤 ……………………………… 26

加味芍甘汤 ……………………………… 26

白芍葛根汤 ……………………………… 26

壮药伞虎汤 ……………………………… 27

落枕验方 ………………………………… 27

七厘散 …………………………………… 27

益气聪明汤加减 ………………………… 28

刘柏龄经验方1 ………………………… 28

刘柏龄经验方2 ………………………… 28

第二节　外用方 …………………………………… 29

　　三黄散 …………………………………………… 29

　　中药香薰方 ……………………………………… 29

　　舒筋活血洗方 …………………………………… 29

　　落枕外洗方1 …………………………………… 30

　　落枕外洗方2 …………………………………… 30

　　代传伦外用经验方 ……………………………… 30

第三章　肩关节周围炎 ………………………… 32

第一节　内服方 …………………………………… 32

　　仙龙续脊饮 ……………………………………… 32

　　柴胡桂枝汤加味 ………………………………… 32

　　指迷茯苓丸加减 ………………………………… 33

　　秦艽天麻汤加减 ………………………………… 33

　　二仙蠲痹汤 ……………………………………… 33

　　乌头汤合活络效灵丹加减 ……………………… 34

　　独活寄生汤加减 ………………………………… 34

　　肩凝汤加减 ……………………………………… 35

　　宽肩止痛汤 ……………………………………… 35

　　葛根大黄汤 ……………………………………… 35

　　当归四逆汤 ……………………………………… 36

　　桂枝舒筋通络汤 ………………………………… 36

　　补益温通汤 ……………………………………… 37

　　解热镇痛汤 ……………………………………… 37

　　赵洪荣经验方 …………………………………… 37

　　陆执中经验方 …………………………………… 38

王彩虹经验方 …………………………………… 38

赵俊经验方 ………………………………………… 38

王永伏经验方 …………………………………… 39

谢波经验方 ………………………………………… 39

第二节 外用方 ………………………………… 40

自拟蠲痹汤 ……………………………………… 40

肩周炎散 ………………………………………… 40

李良玉经验方 …………………………………… 40

白建平经验方 …………………………………… 41

何天佐逐阴散 …………………………………… 41

何天佐风湿痹痛散 ……………………………… 42

帅艳常经验方 …………………………………… 42

马思瑶经验方 …………………………………… 42

赵和平中药贴敷方 ……………………………… 43

石氏熏洗方 ……………………………………… 43

第四章 急性腰扭伤 ………………………… 44

第一节 内服方 ………………………………… 44

解痉汤加味 ……………………………………… 44

延胡索木香郁金散 ……………………………… 44

木香川芎散 ……………………………………… 45

活络效灵丹加味 ………………………………… 45

芍药甘草合活络效灵丹 ………………………… 45

腰痛方 …………………………………………… 46

王不留行汤 ……………………………………… 46

三香伸筋汤 ……………………………………… 46

顺气活血汤送服七厘散 …………………… 47

桃红四物汤加减 ……………………………… 47

补肾壮阳汤加减 ……………………………… 48

复方骨碎补煎剂 ……………………………… 48

加味补骨脂汤 ………………………………… 49

祛瘀通络汤 …………………………………… 49

地龙汤 ………………………………………… 49

丹皮杜仲汤 …………………………………… 50

壮腰解痉止痛汤 ……………………………… 50

加味车甘散 …………………………………… 50

加味身痛逐瘀汤 ……………………………… 51

归芍伤筋汤 …………………………………… 51

活血利水方 …………………………………… 51

活血止痛汤1 ………………………………… 52

活血止痛汤2 ………………………………… 52

红花木瓜壮腰汤 ……………………………… 52

车前子麻黄汤 ………………………………… 53

桃仁杜仲汤 …………………………………… 53

插骨散 ………………………………………… 53

定痛活血汤 …………………………………… 54

牵牛丸 ………………………………………… 54

加味二妙丸 …………………………………… 54

五虎丹加味 …………………………………… 55

正骨丹加味 …………………………………… 55

紫荆散 ………………………………………… 55

急腰痛煎 ……………………………………… 56

疏肝活血汤 …………………………………… 56

承接汤 ……………………………………… 56

郭氏挫伤眇痛汤 …………………………… 57

第二节 外服方 …………………………… 57

辛夷止痛散 ………………………………… 57

内伤膏 ……………………………………… 57

自拟腰痛透敷方 …………………………… 58

中药湿热敷方 ……………………………… 58

腰部外敷方 ………………………………… 59

第五章 腰肌劳损 …………………… 60

第一节 内服方 …………………………… 60

加减青娥丸 ………………………………… 60

调荣活络饮 ………………………………… 60

独活寄生汤 ………………………………… 61

当归拈痛汤 ………………………………… 61

补肾壮骨汤 ………………………………… 61

二乌通痹汤 ………………………………… 62

补肾祛瘀汤 ………………………………… 62

除湿补肾汤 ………………………………… 63

腰肌劳损方 ………………………………… 63

身痛逐瘀汤 ………………………………… 64

补气壮腰汤 ………………………………… 64

加味桃红四物汤 …………………………… 65

三味加减汤 ………………………………… 65

益气化瘀汤 ………………………………… 66

温肾壮腰汤 ………………………………… 66

补肾坚骨汤 …………………………………………… 67

独活寄生汤加减 …………………………………… 67

健脾通络汤 …………………………………………… 68

金匮肾气丸加减 …………………………………… 68

枸杞壮腰汤 …………………………………………… 69

三七坚骨汤 …………………………………………… 69

三两半汤 ……………………………………………… 69

五圣止痛汤 …………………………………………… 70

肾着汤 ………………………………………………… 70

活络效灵丹 …………………………………………… 70

狗脊续断归附丸 …………………………………… 71

第二节 外用方 …………………………………… 71

伤筋散 ………………………………………………… 71

威龙舒筋散 …………………………………………… 72

双柏散外敷方 ……………………………………… 72

第六章 腰椎间盘突出症 ……………………… 73

第一节 内服方 …………………………………… 73

独活寄生汤 …………………………………………… 73

附子汤 ………………………………………………… 73

当归拈痛汤 …………………………………………… 74

四妙丸 ………………………………………………… 74

和营止痛汤 …………………………………………… 74

复元活血汤 …………………………………………… 75

阳和汤 ………………………………………………… 75

大活络丸 ……………………………………………… 75

健步强身丸（健步虎潜丸）……………… 76

壮腰健肾丸……………………………… 77

正骨紫金丹……………………………… 77

地龙汤…………………………………… 77

壮骨止痛丸……………………………… 78

二甲蜈蚣定痛散………………………… 78

枳壳甘草汤……………………………… 79

健芪归附汤……………………………… 79

二鹿汤…………………………………… 79

白芍木瓜汤……………………………… 80

增效乌头汤……………………………… 80

复方马钱子散…………………………… 80

地龙舒腰汤……………………………… 81

补肾健腰汤……………………………… 82

益肾定痛汤……………………………… 82

川牛蝎子汤……………………………… 82

腰腿痛1号……………………………… 83

通骨神力丸……………………………… 84

五虎散…………………………………… 84

海马全蝎汤……………………………… 85

洪时清腰腿痛方………………………… 85

梁氏乌蛇防风汤………………………… 85

何天有经验方1………………………… 86

何天有经验方2………………………… 86

耿呈祥经验方1………………………… 87

耿呈祥经验方2………………………… 87

第二节　外用方 88

通痹药袋 88

灵仙痛消散 88

狗皮膏 89

中草药熏蒸方 90

中药塌渍方 90

701跌打镇痛膏 91

活血定痛膏 91

杨氏消肿止痛膏 92

第七章　腰椎骨质增生 93

第一节　内服方 93

木瓜牡蛎汤 93

壮骨如神汤 94

抑骨质增生汤 94

独活寄生汤加味 94

三甲抗增消刺汤 95

补肾壮骨丸 95

腰椎骨痹汤 96

肾着汤 96

加味骨碎补散 96

董加萍补肾壮骨汤 97

补肾立安汤 97

彭志华骨刺灵汤 98

木瓜芍药汤 98

昝世永骨刺灵汤 99

消刺定痛汤 …………………………………………… 99

补肾活血通络汤 …………………………………… 99

调和营卫汤 ………………………………………… 100

治东海白水侯所奏方加减 ………………………… 100

李兰波经验方 ……………………………………… 101

严天顺经验方 ……………………………………… 101

李学锋经验方 ……………………………………… 101

段泽民经验方 ……………………………………… 102

崔庆奎经验方 ……………………………………… 102

戴立品经验方 ……………………………………… 103

瞿大勇经验方 ……………………………………… 103

徐端经验方 ………………………………………… 104

第二节　外用方 …………………………………… 104

灵仙膏 ……………………………………………… 104

第八章　第三腰椎横突综合征 ………………… 105

第一节　内服方 …………………………………… 105

桃红四物汤 ………………………………………… 105

肾著汤加减 ………………………………………… 105

杜仲腰痛丸 ………………………………………… 106

活血化瘀方 ………………………………………… 106

和营止痛汤 ………………………………………… 106

独活寄生汤加减 …………………………………… 107

强腰活络汤 ………………………………………… 107

地龙散 ……………………………………………… 108

四藤汤 ……………………………………………… 108

逍遥散加减 …………………………………………… 108

骨质增生丸 …………………………………………… 109

复方马钱子散 ………………………………………… 109

养血止痛丸 …………………………………………… 110

补益风湿汤 …………………………………………… 110

补肾活血汤加减 ……………………………………… 111

蔡耀辉经验方 ………………………………………… 111

宋贵杰经验方 ………………………………………… 111

赵氏经验方 …………………………………………… 112

王氏经验方 …………………………………………… 112

许鸿照经验方1 ……………………………………… 113

许鸿照经验方2 ……………………………………… 113

许鸿照经验方3 ……………………………………… 113

第二节 外用方 ……………………………………… 114

失笑散 ………………………………………………… 114

强腰散 ………………………………………………… 114

四子舒腰方 …………………………………………… 115

外敷方1 ……………………………………………… 115

外敷方2 ……………………………………………… 115

外敷方3 ……………………………………………… 116

外敷方4 ……………………………………………… 116

外敷方5 ……………………………………………… 117

外敷方6 ……………………………………………… 117

威灵骨刺膏 …………………………………………… 117

温经药酒 ……………………………………………… 118

中药熏蒸方 …………………………………………… 118

平乐郭氏活血接骨止痛膏 ················· 119

第九章 膝关节骨性关节炎 ········· 120

第一节 内服方 ························120

防己黄芪汤合防风汤加减 ················· 120

血府逐瘀汤 ························ 120

身痛逐瘀汤加减 ····················· 121

蠲痹汤 ·························· 121

加味四妙散 ························ 121

大秦艽汤加减 ······················ 122

左归丸加减 ························ 122

肾气丸加减 ························ 122

八珍汤加减 ························ 123

独活寄生汤加减 ····················· 123

消痛通络方 ························ 124

补肾活血方 ························ 124

附子半阳和汤 ······················ 124

伸筋丹 ·························· 125

补肾清热治尪汤 ····················· 125

补肾驱寒治尪汤 ····················· 126

清痹汤 ·························· 126

化痰通络方 ························ 127

右归饮加减 ························ 127

补阳还五汤加味 ····················· 127

威龙独活汤 ························ 128

小活络汤加减 ······················ 128

附子汤与麻黄加术汤合方 ………………………… 128

复元活血汤与滚痰丸合方 ………………………… 129

杜见斌经验方 ……………………………………… 129

李西海经验方 ……………………………………… 130

轩慎雨经验方 ……………………………………… 130

娄多峰经验方 ……………………………………… 130

王玉明经验方 ……………………………………… 131

第二节　外用方 ……………………………………131

腰下肢1号熏洗方 ………………………………… 131

腰下肢2号熏洗方 ………………………………… 132

药浴方1 …………………………………………… 132

药浴方2 …………………………………………… 133

药袋外敷经验方 …………………………………… 133

刘寿山外敷经验方 ………………………………… 134

第十章　坐骨神经痛 ……………………………… 135

第一节　内服方 ……………………………………135

地龙活络止痛汤 …………………………………… 135

舒筋健腰丸 ………………………………………… 135

桂枝芍药知母汤加减 ……………………………… 136

蝎蛇散 ……………………………………………… 136

通痹汤1 …………………………………………… 137

通痹汤2 …………………………………………… 137

通痹汤3 …………………………………………… 137

身痛逐瘀汤加减 …………………………………… 138

温肾通督汤 ………………………………………… 138

黄芪桂枝五物汤合乌头汤加减 …………………… 139

当归地黄丸 ………………………………………… 139

独活寄生汤加减 …………………………………… 140

辣蓼羊肉生姜汤 …………………………………… 140

乌头汤加减 ………………………………………… 140

大黄附子汤合芍药甘草汤 ………………………… 141

坐骨汤 ……………………………………………… 141

活络效灵丹合芍药甘草汤加减 …………………… 142

定痛汤 ……………………………………………… 142

通痹止痛汤 ………………………………………… 142

肾著汤 ……………………………………………… 143

温阳活络汤 ………………………………………… 143

内服药酒 …………………………………………… 144

镇痛饮 ……………………………………………… 144

通痹止痛汤 ………………………………………… 145

阳和汤加味 ………………………………………… 145

祛风药酒 …………………………………………… 145

培阴定经汤 ………………………………………… 146

金匮肾气丸加减 …………………………………… 146

益肾除痹汤 ………………………………………… 147

寒瘀湿痹汤 ………………………………………… 147

加减曲直汤 ………………………………………… 148

红楠络海汤 ………………………………………… 148

地龙效灵汤 ………………………………………… 148

芪归饮 ……………………………………………… 149

于桂芳经验方 ……………………………………… 149

张氏经验方 ………………………………………… 150

李辅仁经验方 ·················· 150

荆世华经验方 ·················· 151

第二节 外用方 ·················· 151

白脉涂剂 ·················· 151

中药溻渍治疗方 ·················· 152

中药外敷方 ·················· 152

王增中药热敷方 ·················· 153

李峰中药热敷方 ·················· 153

第十一章 跟痛症 ·················· 154

第一节 内服方 ·················· 154

乌头汤 ·················· 154

四妙丸、黄连解毒汤与白虎加桂枝汤合方加减 ·················· 155

当归四逆汤 ·················· 155

身痛逐瘀汤加减 ·················· 155

四妙丸加减 ·················· 156

独活寄生汤加减 ·················· 156

补肾活血方 ·················· 156

当归鸡血藤汤 ·················· 157

六味地黄丸 ·················· 157

金匮肾气丸 ·················· 157

滋肾逐瘀汤 ·················· 158

益气逐瘀汤 ·················· 158

地乌蠲痹汤 ·················· 158

风湿骨痛汤 ·················· 159

补肾壮骨汤 ·················· 159

刘兴利经验方 ·· 159

第二节　外用方·· 160

活血止痛汤 ·· 160

活血膏 ·· 160

万应膏药 ·· 161

跟痛活血汤 ·· 161

舒筋活络洗剂 ·· 162

贺平外洗方 ·· 162

丁氏熏洗方 ·· 163

章士美外敷方 ·· 163

李智熏洗方 ·· 163

张博热敷方 ·· 164

第十二章　特殊药物使用注意事项·············· 165

第一节　毒性药物·· 165

乌头 ·· 165

附子 ·· 166

马钱子 ·· 167

山慈菇 ·· 168

细辛 ·· 168

其他含马兜铃酸的药物 ·· 169

第二节　临床禁用药物的替代问题·············· 170

虎骨 ·· 170

穿山甲 ·· 170

第一章　颈椎病

颈椎病又称颈椎综合征，是颈椎骨关节炎、增生性颈椎炎、颈神经根综合征、颈椎间盘脱出症的总称，是一种以退行性病理改变为基础的疾患。主要由于颈椎长期劳损、骨质增生，或椎间盘脱出、韧带增厚，致使颈椎脊髓、神经根或椎动脉受压，出现一系列功能障碍的临床综合征。表现为椎节失稳、松动；髓核突出或脱出；骨刺形成；韧带肥厚和继发的椎管狭窄等，刺激或压迫了邻近的神经根、脊髓、椎动脉及颈部交感神经等组织，引起一系列症状和体征。颈椎病可分为：颈型颈椎病、神经根型颈椎病、脊髓型颈椎病、椎动脉型颈椎病、交感神经型颈椎病、食管压迫型颈椎病。

中医学虽无"颈椎病"之病名，但其症状近似中医的"痹证""痿证""眩晕""头痛"等。现在临床上将颈椎病基本视归为痹证。在病因学上通常认为是由慢性劳损、外伤、炎症以及风寒湿诸邪之侵袭，凝结于筋脉骨骼，阻塞经络，使气血运行不畅、络脉不通所致。

第一节　内服方

葛根汤

【组成】葛根12克，麻黄（去节）9克，桂枝（去皮）6克，生姜（切）9克，甘草（炙）6克，芍药6克，大枣（擘）12枚。

【用法】水煎，每日1剂，口服。

【功效】发汗解表，升津舒筋。

【主治】神经根型颈椎病（风寒束表、太阳经输不利）。

【来源】《伤寒论》

瓜蒌桂枝汤

【组成】栝楼根（天花粉）6克，桂枝9克，芍药9克，甘草6克，生姜9克，大枣12枚。

【用法】水煎，每日1剂，口服。

【功效】发散风寒，解肌舒筋。

【主治】神经根型颈椎病（外感风寒，津液不足，邪阻经络）。

【来源】《金匮要略》

黄芪桂枝五物汤

【组成】黄芪9克，芍药9克，桂枝9克，生姜18克，大枣12枚（一方有人参）。

【用法】水煎，每日1剂，口服。

【功效】益气温经，和血通痹。

【主治】神经根型颈椎病（营卫气血不足证），疼痛症状易缓解，而麻木难去者。

【来源】《金匮要略》

独活寄生汤

【组成】独活10克，桑寄生30克，杜仲30克，牛膝15克，细辛3克，秦艽12克，茯苓15克，肉桂心6克，防风10克，川芎10克，人参10克，甘草10克，当归10克，芍药10克，干地黄15克。

【用法】水煎，每日1剂，口服。

【功效】祛风湿，止痹痛，益肝肾，补气血。

【主治】神经根型颈椎病（痹证日久，肝肾两虚，气血不足）。

【来源】《备急千金要方》

❧ · 桂枝茯苓丸 · ❧

【组成】桂枝、茯苓、牡丹（去心）、桃仁（去皮尖，熬）、芍药各等份。

【制法】上为末，炼蜜为丸，如兔屎大。

【用法】每日1丸，食前服。不知，加至3丸。

【功效】温阳通络、活血化瘀。

【主治】颈椎病（瘀血阻络）。

【来源】《金匮要略》

❧ · 补阳还五汤合温胆汤 · ❧

【组成】黄芪60克，葛根30克，白芍12克，川芎9克，红花10克，当归15克，法半夏15克，地龙12克。

【加减】痰湿型者，用新鲜姜汁炙竹茹12克；痰热者，用竹茹12克；眩晕甚者加天麻12克；兼有上肢麻者加制川乌15克、桂枝15克。

【用法】水煎，每日1剂，口服。4天为1个疗程。

【功效】益气活血，化痰开窍。

【主治】椎动脉型颈椎病（中气不足，痰瘀互结）。

【来源】广州中医学院学报，1995，12（3）

❧ · 羌活胜湿汤 · ❧

【组成】羌活、独活各6克，藁本、防风、炙甘草、川芎各3

克，蔓荆子2克。

【用法】水煎，每日1剂，口服。

【功效】发汗祛风，除湿止痛。

【主治】神经根型颈椎病（风寒阻络）。

【来源】《内外伤辨惑论》

❧ · 益气聪明汤 · ❧

【组成】黄芪30克，甘草10克，芍药15克，黄柏（酒制，剉，炒黄）10克，人参10克，升麻10克，葛根15克，蔓荆子10克。

【用法】水煎，每日1剂，口服。

【功效】补脾胃，鼓舞清阳上行。

【主治】颈椎病（中气亏虚，清阳不升）。

【来源】《东垣试效方》

❧ · 蠲痹汤 · ❧

【组成】当归（去土，酒浸一宿）、羌活（去芦头）、姜黄、白芍药、黄芪（蜜炙）、防风（去芦头）各10克，甘草6克（炙）。

【用法】用水300毫升，加生姜5片，同煎至150毫升，去滓温服。

【功效】祛风除湿，散寒通络。

【主治】颈椎病（风寒湿邪痹阻经络）。

【来源】《杨氏家藏方》

❧ · 薏苡仁汤 · ❧

【组成】薏苡仁30克，当归10克，川芎10克，生姜10克，桂枝10克，羌活10克，独活10克，防风10克，白术10克，甘草6

克，川乌（先煎）6克，麻黄6克。

【用法】水煎，每日1剂，口服。

【功效】祛风除湿，散寒止痛。

【主治】颈椎病（寒湿型）。

【来源】《类证治裁》

ᕫ・ 通督益颈汤 ・ᕬ

【组成】骨碎补15~20克，鹿角镑15克，酒川芎10克，土鳖虫8~10克，茯苓20~30克，清半夏10克，威灵仙10~15克，鸡血藤30克，葛根15克，蔓荆子15克。

【加减】血瘀证明显者加桃仁、红花各10克；气滞证明显者加川楝子、柴胡各10克；失眠、心悸者加生龙牡各30克、柏子仁15克；耳鸣者加灵磁石30克、山萸肉15克、决明子15克。

【用法】水煎，每日1剂，口服。连服21天。

【功效】调督任，补肾精，逐痰瘀。

【主治】椎动脉型颈椎病（气滞血瘀证）。

【来源】北京中医药，2008，27（6）

ᕫ・ 颈病汤 ・ᕬ

【组成】鹿角胶20克，黄芪30克，当归20克，川芎10克，羌活20克，姜黄15克，秦艽20克，桂枝15克，地龙15克，细辛3克，葛根20克。

【加减】风寒湿型肩臂疼痛较剧者加乳香、没药；气虚血瘀型头痛头晕较重者加太子参、丹参、全蝎；肝肾亏虚型下肢无力、行走困难，应重用黄芪。

【用法】水煎，每日1剂，口服。

【功效】滋补肝肾，益气养血，疏风散寒，活血通络。

【主治】颈椎病（气血亏虚，风寒外袭）。

【来源】中医正骨，2003，15（2）

·加味十补丸·

【组成】熟地20克，山茱萸12克，山药12克，泽泻10克，茯神10克，丹皮10克，桂枝10克，制附片（先煎）6克，川牛膝15克，车前子15克，鹿角胶18克，五味子10克，羌活15克，鸡血藤30克，丹参30克，葛根20克，龟板30克，金毛狗脊15克，芒硝8克，甘草6克。

【用法】水煎，每日1剂，口服。

【功效】补益肝肾，强筋壮骨，通络止痛。

【主治】脊髓型颈椎病（肝肾不足，瘀血阻络）。

【来源】西部中医药，2007，（8）

·僵蚕天麻饮·

【组成】僵蚕、熟地、当归、川芎、大贝母、怀牛膝、夏枯草、天麻各10克，黄芪、白芍各30克，威灵仙、豨莶草各15克。

【加减】恶心呕吐者加制半夏、姜竹茹；耳鸣者加石菖蒲、磁石；肩背关节疼痛者加羌活、防风；手臂发麻者加地龙、全蝎、细辛。

【用法】水煎，每日1剂，口服。10剂为1个疗程。

【功效】补气养血，平肝息风，通痹活络。

【主治】颈椎病（气血亏虚，清阳不升）。

【来源】湖北中医杂志，1996，18（6）

❀·葛根汤合斑龙丸加减·❀

【组成】葛根、桂枝、赤白芍、鹿角片、桃红各10克，川芎、地龙、白芷、白蒺藜各10克，细辛3克，通草、吴茱萸、荜茇各5克，络石藤、青风藤各15克，乳香、没药各12克，水蛭胶囊4粒，䗪虫胶囊4粒。

【加减】颈型及臂丛型，以颈肩肢体疼痛为主者，属于风湿痹证，加入淫羊藿、络石藤、徐长卿、桑枝、姜黄以通络祛风止痛；若属寒者可加入细辛、通草、吴萸、荜茇，寒甚者可加入附子以祛寒止痛。对于椎动脉型，以头晕、头痛、血压改变为主者，属于肝风内动证，加入天麻、钩藤、白蒺藜、白菊花、僵蚕、白芷、珍珠母、石决明等以平肝息风，祛眩定痛；血压高者还可加入稀莶草、夏枯草等。对于交感神经型，以心悸、失眠、视力、听力障碍等症为主者，心悸、失眠则加菖蒲、远志、龙眼肉、炒枣仁、夜交藤；心烦、多梦则加栀子、莲子心；视物模糊则加谷精草、密蒙花；耳鸣、耳聋则加五味子、磁石，另耳鸣耳聋有虚实之分，耳鸣如蝉为虚，加熟地、龟板，耳鸣如雷属实，加胆草、柴胡、黄芩；有心烦抑郁症状者，加柴胡、枳壳、苏梗等，甚则可合用甘麦大枣汤。对疼痛日久者可用全蝎、蜈蚣以加强止痛功。脊髓型，可加入杜仲、补骨脂、骨碎补。

【用法】水煎，每日1剂，口服。连服2周。

【功效】祛邪补虚、活血通络。

【主治】颈椎病（瘀血阻络）。

【来源】中华中医药学刊，2010，28（10）

❀·颈项饮·❀

【组成】葛根25克，穿山甲5克，白薇20克，藁本10克，片姜黄10克，泽兰15克，土鳖虫粉2.5克（冲）。

【制法】水酒各半煎。

【用法】每日1剂，2次分服。9天为1个疗程。

【功效】祛风活血通络。

【主治】颈椎病（风寒痹阻，脉络不通）。

【来源】实用医学杂志，1989，（4）

·脊痛汤·

【组成】葛根30克，黄芪60克，猪苓、泽泻、鸡血藤、延胡索各20克，当归、川芎、杜仲、三棱、莪术各15克，白芍25克，车前子10克。

【加减】伴有头晕头痛者加天麻10克、钩藤10克；伴有高血压者加夏枯草、决明子各15克。

【用法】水煎，每日1剂，口服。10日为1个疗程。

【功效】益气活血利水。

【主治】颈椎病（气血亏虚，水瘀互结）。

【来源】中医药学报，2000，（3）

·舒颈汤·

【组成】当归10克，炒川芎10克，熟地黄10克，炒赤芍10克，狗脊10克，骨碎补10克，葛根10克，枳壳6克，天麻12克，姜半夏12克，白术12克，牡蛎30克，泽泻10克。

【用法】水煎，每日1剂，口服。

【功效】补肝肾，调气血，通经络。

【主治】椎动脉型颈椎病（肝肾不足，痰浊中阻）。

【来源】实用中医药杂志，2007，23（1）

❧ · 通络解痛汤 · ❧

【组成】全蝎12克，蜈蚣3条，鹿含草45克，乌蛇20克，川芎20克，自然铜（先煎）20克。

【加减】手臂麻木、疼痛加桑枝30克。颈项强痛，活动受限加葛根20克，丹参30克。眩晕者加地龙、钩藤、天麻、泽泻各20克。

【用法】水煎，每日1剂，口服。

【功效】疏通经络，活血化瘀，祛风止痛。

【主治】颈椎病（瘀血阻络）。

【来源】牡丹江医学院学报，1992，13（2）

❧ · 颈痛汤 · ❧

【组成】独活15克，水蛭10克，葛根15克，当归15克，秦艽15克，地龙10克，红花10克，伸筋草10克，黄芪40克，羌活10克，防风10克，甘草6克。

【加减】头痛较剧者加川芎10克、僵蚕10克；上肢及肩部疼痛较剧者加桂枝10克；视物不清、畏光流泪者加菊花15克。

【用法】水煎，每天1剂，饭后1小时服药。7天为1个疗程，连服2个疗程。

【功效】通经活络，祛风胜湿，散寒止痛。

【主治】颈椎病（风寒阻络）。

【来源】湖南中医药导报，2004，10（8）

❧ · 补肾祛瘀通络汤 · ❧

【组成】当归、骨碎补、杜仲、淫羊藿、龟板、鹿角霜、防风各10克，川芎、土鳖虫、桂枝各7克，鸡血藤、熟地、煅龙骨、煅牡蛎、葛根、黄芪、威灵仙各15克，细辛3克。

【加减】疼痛剧者加制川乌7克、片姜黄10克。

【用法】水煎，每日1剂，口服。5日为1个疗程。

【功效】滋肾健骨，活血祛瘀，通络止痛。

【主治】神经根型颈椎病（肝肾不足，瘀血阻络）。

【来源】湖南中医杂志，1993，9（3）

❧ 柴陈泽泻汤 ·

【组成】柴胡10克，陈皮10克，茯苓15克，桂枝15克，甘草5克，白术10~15克，泽泻10~15克，天麻（先煎）10克，生姜6克，法半夏10克，川芎30克，葛根30克。

【用法】水煎，每日1剂，口服。连服10剂。

【功效】祛风清火，豁痰补脾。

【主治】椎动脉型颈椎病（风痰阻滞，清阳不升）。

【来源】中国中医急症，2008，17（2）

❧ 葛芍艽仙四虫散 ·

【组成】葛根20克，白芍20克，秦艽12克，威灵仙10克，穿山甲8克，鳖甲8克，豨莶草8克，蜈蚣2条，僵蚕8克，制川乌（先煎）6克，骨碎补8克，补骨脂8克，枸杞10克，当归8克，牛膝8克，延胡索8克，黄芪10克。

【加减】风寒袭督型去枸杞、骨碎补、补骨脂，加羌活10克、川芎8克、防风10克；寒凝项督型加川芎10克、桂枝8克、细辛3克；痰湿阻项型加地龙10克、菖蒲8克、白芥子8克、茯苓10克、川贝母8克；督项瘀滞型加水蛭6克、川芎10克、地龙8克、苏木10克；督脉虚弱型偏阳虚者，加鹿角胶8克、锁阳8克、附子8克、巴戟天8克；偏阴虚者去川乌，加龟板10克、熟地15克、何首乌

15克、黄精15克、鸡血藤15克。

【用法】水煎，每日1剂，口服。药渣趁热以布包之，热敷颈项部15~30分钟，连续治疗10天为1个疗程。

【功效】宣通督脉，软坚散结。

【主治】颈椎病（肾阳亏虚，脉络不通）。

【来源】中医药导报，2005，11（4）

❧·益气通脉汤·❧

【组成】生黄芪15克，太子参15克，生白芍9克，川芎9克，枸杞子9克，女贞子9克，桑椹子9克，绿豆衣12克，制首乌12克，菊花9克，穿山甲4.5克，毛冬青12克。

【加减】精神烦躁，血压偏高者，加天麻6克、钩藤9克、山羊角15克；睡眠不安者，加生牡蛎15克、生龙骨15克、珍珠母12克；舌质红绛，津液不足者，加沙参4.5克、石斛9克、天冬9克、麦冬9克；恶心呕吐，不思饮食者，加陈皮6克、姜半夏9克、白术9克、白蔻仁1.8克；头重，心悸不寐者，加琥珀粉（吞服）1.5克、合欢皮12克；颈项牵掣而痛者，加葛根9克、桑枝9克。

【用法】水煎，每日1剂，口服。剩下药渣捣碎，盛入布袋内隔水蒸热后敷于颈肩部，早晚2次。

【功效】益气养阴，平肝通络。

【主治】椎动脉型颈椎病（肾虚肝旺型）。

【来源】中医正骨，1996，8（3）

❧·蛇蝎通络丸·❧

【组成】白花蛇5条，全蝎、血竭各40克，赤芍、葛根各60克，威灵仙、鹿衔草、羌活、桂枝各80克。

【制法】将上药精选，烘干粉碎为细末，过100目筛，炼蜜为丸，每丸重6克。

【用法】每日2次，每次1丸，温开水送服，1个月为1个疗程。

【功效】温经通络、补养肝肾、搜风祛湿、通痹止痛。

【主治】颈椎病（肝肾不足，风寒湿邪阻滞经络）。

【来源】中医药学报，1998，（2）

❧ · 丹桂五虫汤 · ❧

【组成】丹参15克，桂枝5克，炮甲10克，土鳖虫3克，地龙10克，蜈蚣1条，全蝎3克。

【用法】水煎，每日1剂，口服。

【功效】活血通经，搜络除痹。

【主治】神经根型颈椎病（瘀血阻络）。

【来源】中医正骨，2011，23（8）

❧ · 朱丹溪痛风方加减 · ❧

【组成】羌活、胆南星、龙胆草各6克，白芷、桃仁、赤芍、延胡各10克，川芎、白芥子各5克，威灵仙15克，桑枝、葛根各15~30克。

【加减】颈项拘急牵引肢臂疼痛者重用桑枝、葛根；偏于胸痹证者加瓜蒌、薤白、丹参、郁金；头晕耳鸣，视物昏花可加石决明、桑寄生、牛膝等；痰湿偏胜，舌苔厚腻者加二陈汤之类；见阴津已伤的可加增液汤。

【用法】水煎，每日1剂，口服。

【功效】祛风涤痰、活血通络。

【主治】颈椎病急性发作期（风痰上扰，瘀血阻络）。

【来源】新中医，1986，（9）

❧· 刘海涵经验方 ·❧

【组成】山萸肉、茯神、丹参、白术、玉竹、钩藤、菊花、生牡蛎各30克，熟地、防风、生龙骨各15克，天麻、五味子各12克，蚤休10克。

【用法】水煎，每日1剂，口服。

【功效】滋水涵木，平肝潜阳，佐以息风。

【主治】颈椎骨质增生性眩晕（肝阳上亢）。

【来源】《河南省名老中医经验集锦》

❧· 郭焕章颈椎病1号方 ·❧

【组成】葛根30克，桂枝10克，白芍30克，大枣5枚，黄芪30克，羌活10克，甘草10克。

【用法】水煎，每日1剂，口服。

【功效】祛风散寒，解痉止痛。

【主治】颈椎病轻型（太阳经俞不利）。

【来源】中国中医骨伤科杂志，1995，4（1）

❧· 郭焕章颈椎病2号方 ·❧

【组成】羌活10克，独活10克，桂枝10克，川芎10克，归尾15克，灵仙10克，葛根30克，细辛6克，秦艽10克，海风藤10克，木瓜30克，藁本10克，炙甘草10克，蔓荆子10克，白芷6克。

【用法】水煎，每日1剂，口服。

【功效】祛风散寒，解痉活络止痛。

【主治】颈椎病重型（风寒湿邪痹阻经络）

【来源】中国中医骨伤科杂志，1995，4（1）

❦·郭焕章颈椎病3号方·❧

【组成】羌活10克，独活10克，黄柏9克，苍术12克，防风10克，细辛6克，川芎10克，生地10克，葛根30克，甘草10克。

【用法】水煎，每日1剂，饭后服。

【功效】祛风燥湿，活络止痛。

【主治】颈椎病（风湿偏盛）。

【来源】中国中医骨伤科杂志，1995，4（1）

❦·郭焕章颈椎病4号方·❧

【组成】天麻10克，钩藤10克，赤芍10克，白芍24克，归尾10克，丹参30克，川芎10克，红花10克，桃仁10克，党参24克，细辛6克，蔓荆子10克，石决明24克，甘草10克，琥珀（冲）3克。

【用法】水煎，每日1剂，口服。

【功效】镇肝息风，活血通络，解痉止痛。

【主治】颈椎病（肝阳上亢）。

【来源】中国中医骨伤科杂志，1995，4（1）

❦·郭焕章颈椎病5号方·❧

【组成】天麻12克，清半夏10克，全蝎9克，白芍30克，夜交藤24克，钩藤20克，云苓20克，丹参30克，葛根30克，木瓜30克。

【用法】水煎，每日1剂，口服。

【功效】补肝肾益气血，祛风湿定眩晕。

【主治】颈椎病（晕厥型）。

【来源】中国中医骨伤科杂志，1995，4（1）

∽ 郭焕章颈椎病6号方 ∼

【组成】清半夏10克，橘红10克，云苓10克，乌梅6枚，干姜6克，党参10克，熟地10克，归尾15克，白芍30克，木瓜30克，黄芪10克，地龙10克，红花60克，桃仁10克，川牛膝15克。

【用法】水煎，每日1剂，口服。

【功效】滋补肝肾，健脾化湿，祛瘀通络。

【主治】颈椎病（痿躄型）。

【来源】中国中医骨伤科杂志，1995，4（1）

第二节　外用方

∽ 颈舒膏 ∼

【组成】红花、川芎、乳香、没药、葛根、桂枝、丹参、川乌、丁香、干姜、防风、冰片各15~20克。

【制法】上药打粉研细，热蜂蜜调匀后涂于直径3厘米圆形药贴，备用。

【用法】选取超声所见椎动脉痉挛处、平片骨质病变部对应的颈夹脊穴、肩井、风池、肝俞、肾俞穴进行贴敷，可贴敷20小时，空4小时后更换，3周为1个疗程。

【功效】活血化瘀，温经通络。

【主治】椎动脉型颈椎病（瘀血阻络）。

【来源】《第十九届全国中西医结合骨伤科学术讨论会论文汇编》

∽ 颈痹汤 ∼

【组成】葛根、艾叶各30克，威灵仙20克，炙川乌、炙草乌、桂枝、独活、白芷、骨碎骨、红花各15克，炙乳香、炙没药各

10克。

【制法】水煎。

【用法】熏蒸。患者仰卧于熏蒸治疗床上，熏蒸部位暴露于熏蒸口处，温度以患者有热感但不烫为宜。每次30分钟，每天1次，10天为1个疗程。

【功效】舒筋活血，祛风散寒，通络止痛。

【主治】神经根型颈椎病（风寒阻络，血脉不通）。

【来源】陕西中医，2014，35（9）

❧ · 通经止痛膏 · ❧

【组成】马钱子60克，川乌30克，草乌30克，海藻50克，甘草30克，广丹250克，香油500毫升。

【制法】将上方中马钱子、川乌、草乌、海藻、甘草等药纳入香油500毫升中浸泡1周后，文火煎熬，煎至马钱子焦黄为度，离火，弃药渣。加入广丹250克，继续用文火煎熬，煎至起鱼眼泡。试其滴水成珠，捏之不粘手为度。然后将药油倾入凉水中，以去火毒。待其不烫手时将其分成拳头大小的膏药。加温将其膏药化开摊于直径约7厘米大小的椭圆形牛皮纸上备用。

【用法】用时将通经止痛膏烤热，待其软后揭开贴于患处。每周换药1次。

【功效】祛风寒，通经络，止疼痛。

【主治】颈椎病（风寒阻络，血脉不通）。

【来源】陕西中医函授，1992，（4）

❧ · 五龙威灵膏 · ❧

【组成】威灵仙、穿山甲、穿山龙、凤仙草、伸筋草、乳香、没药、秦艽各30克，川乌、草乌、羌活、独活各20克，山楂60克，五味子40克，血竭25克，麝香10克，黄丹适量。

【制法】药方中除麝香、血竭、没药、乳香外，其余药物全部浸入油内（植物油），浸泡1周；然后把药和油全部置于锅内，用文火熬，熬至药物枯焦呈黑色，滤去药渣；再把药油倒入锅内，文火熬至药油滴水成珠不散时，再下黄丹，熬至药油呈黑色，离火，降温至60℃左右时，再把麝香、乳香、没药、血竭研细末，加入油内拌匀，冷却后捏成条，浸入水中1周左右（每天换一次凉水）以除去火毒，取一定量摊于牛皮纸或厚布上对折起来即成。

【用法】把膏药拆开，加温后使膏药软化，同时用酒精或白酒棉球擦洗患处，晾干后，再用鲜姜片擦至皮肤略发红色，即可贴敷。每帖贴敷时间10天左右，3帖为1个疗程。

【功效】祛风胜湿散寒，活血化瘀通经，散结消肿止痛。

【主治】颈椎病（风寒阻络，血脉不通）。

【来源】中医外治杂志，1999，8（1）

❦ 骨质止痛膏 ❦

【组成】细辛、秦艽、威灵仙、姜黄、三棱、莪术、羌活、独活、赤芍各30克，木瓜、青风藤、怀牛膝、红花、樟脑、冰片、生乳香、没药、丁香、川芎、肉桂、白芷、三七、血竭各15克，木鳖子、生川乌、草乌、山甲、南星、香附各60克，生马钱子100克，黄丹750克，麻油1500克，麝香2克，二甲基亚砜适量。

【制法】①粉碎：血竭、丁香、三七、肉桂研末，过120目筛，与冰片、樟脑、麝香混合均匀备用。②黄丹炒干去水。③渗漉：将生马钱子、南星、川乌、草乌、山甲、香附打碎，用60%的酸性乙醇渗漉至无生物碱沉淀反应为止，回收乙醇浓缩至稠膏状备用。④将余药与麻油置锅内文火炸枯后滤过，再入锅炼至滴水成珠，取黄丹锅内快速搅拌至收膏。⑤将膏浸水7天去火毒，再将膏置容器内采用水浴法加热至90℃时加入③，待温度降至60℃将①及二甲亚砜加入搅匀即可。

【用法】取膏适量均匀摊于布或牛皮纸上。直径约8厘米（0.2厘米厚）贴于颈部阿是穴，每张可贴4天，5张为1个疗程。

【功效】祛风通络、活血化瘀。

【主治】神经根型颈椎病（风寒阻络，血脉不通）。

【来源】现代康复，2000，4（10）

温通药灸方

【组成】黄芪1份，当归1份，细辛2份，威灵仙1份，附子1份，艾绒3份，姜适量。

【制法】上药除姜外打粉，鲜姜片20克以75%乙醇100毫升加入密封浸泡5天后制成姜酊备用。

【用法】取上述温通药灸散30克放于特制容器中，加姜酊混匀点燃，放于颈部大椎穴局部熏灸，每次30分钟，10天为1个疗程，间隔2天后，进行第2疗程，共治疗3个疗程。

【功效】辛温宣透，通络止痛。

【主治】颈椎病（肝肾不足，风寒湿阻）。

【来源】中国针灸，2002，22（10）

中药外敷方

【组成】桂枝15克，川芎15克，姜黄15克，当归15克，赤芍15克，海桐皮15克，羌活15克，红药10克，骨碎补20克，草乌15克，樟脑5克。

【制法】将上药混合研末，用酒拌后布包蒸热。

【用法】熨颈及疼痛部位，稍冷即换，每天1次，每次40分钟~1小时，连续治疗10~20天。

【功效】温经散寒、活血通络、解痉止痛。

【主治】颈椎病（风寒阻络，血脉不通）。

【来源】中医外治杂志，2005，14（6）

❦ · 中药外治方 · ❦

【组成】葛根、丹参、黄芪、桂枝、桃仁、红花、牛膝、乳香、没药、川芎、荆芥、防风、羌活、独活各30克。

【制法】将上述中药放入1000毫升加盖容器内，用95%乙醇浸泡，1周后将药物去渣留汁，每次取汁200毫升，与醋200毫升混合加热。

【用法】将6层纱布垫放入其中，然后将浸有药物的纱布垫放于颈部，纱布垫上盖一层塑料布后用加热30分钟，每日1次。

【功效】活血化瘀，散寒除湿，除痹止痛。

【主治】颈椎病（风寒阻络，血脉不通）。

【来源】光明中医，2012，27（5）

❦ · 麝香阿魏膏 · ❦

【组成】广丹、生地黄、白芷、大黄、川乌、草乌、牙皂，肉桂各15克，麝香0.5克，阿魏1克。

【制法】用香油500毫升，将广丹、牙皂、生地黄、大黄、川乌、草乌、大黄及肉桂煎熬成膏。临床运用时，在局部涂上麝香0.5克、阿魏1克。

【用法】使用前常规消毒颈部皮肤，贴敷膏药，隔天1次，20

天为1个疗程。

【功效】温经散寒，化瘀通络，祛风止痛。

【主治】颈椎病（风寒阻络，血脉不通）。

【来源】《全国名老中医韦绪性辨治疼痛病精要》

巫百康经验方

【组成】怀山药30克，熟地、甘枸杞、莲子肉、党参、黄芪各15克，当归6克。

【制法】炖母鸭。

【用法】间断食服，必要时可与治标之方交替服用。

【功效】填补肾之阴精，从阴求阳。

【主治】颈椎病缓解期（气血亏虚，肝肾不足）。

【来源】新中医，1986，（9）

第二章　急性斜颈

急性斜颈，即"落枕"，中医学又称之为"失枕""颈部伤筋""颈肌劳损""颈肌损伤"。是指颈部软组织扭伤所致颈项强痛、活动受限的一种急性疾病。该病无论男女老幼皆可发生，多因体质虚弱、劳累过度、睡眠时头颈位置不当；或枕头高低不适或太硬，使颈部肌肉长时间过度伸展或紧张，而引起颈部肌肉损伤或痉挛；或因起居不当，严冬过寒，夏日受凉，风寒湿侵袭；或颈部突然扭转；或肩扛重物致使颈部扭伤所致。临床表现为颈项部疼痛、强直、酸胀、转动失灵，强转则痛。颈部肌肉痉挛压痛，触之如条状或块状。轻者可自行痊愈，重者可延至数周。

第一节　内服方

～·解表发汗散·～

【组成】葛根、赤芍各12克，桂枝10克，麻黄5克，甘草3克，生姜3片，大枣3枚。

【用法】每日1剂，水煎内服。服后盖被，取微汗。

【功效】发汗解表。

【主治】落枕（风寒痹阻太阳经络）。

【来源】《偏方秘方验方》

❦· 防风葛根汤 ·❦

【组成】防风6克，川芎6克，当归10克，葛根12克，乳香9克，没药9克，桃仁10克，甘草6克。

【用法】每日1剂，水煎内服。

【功效】疏风活血，通络止痛。

【主治】落枕初期疼痛剧烈（气血痹阻）。

【来源】《古今特效单验方》

❦· 疏肝止痛汤 ·❦

【组成】柴胡、枳实、白芍、制香附、郁金、延胡索各10克，甘草6克，乳香5克。

【用法】每日1剂，水煎内服。

【功效】疏肝解郁止痛。

【主治】落枕（气滞血瘀）。

【来源】《偏方秘方验方》

❦· 落枕方 ·❦

【组成】西当归9克，杭白芍9克，玄参9克，杜仲9克，熟地9克，秦艽7.5克，川芎4.5克，威灵仙6克，粉葛根7.5克，广木香1.5克，建神曲6克，广陈皮6克，香附米4.5克，香白芷4.5克，川羌活3克，粉丹皮9克，粉甘草3克，米黄酒30克。

【用法】黄酒为引，每日1剂，水煎内服。

【功效】滋阴补肾养肝，调和荣卫，通滞散瘀，止痛消肿。

【主治】落枕，项强头昏。

【来源】《著名中医学家的学术经验》

ᨑ· 养神汤 ·ᨑ

【组成】木香0.3克，橘皮0.3克，柴胡0.3克，酒黄芩0.6克，人参0.9克，黄柏0.9克，白术0.9克，川芎0.9克，升麻1.2克，麦芽1.5克，苍术1.5克，当归身1.5克，黄连1.5克，甘草2.1克，半夏2.1克，黄芪3克。

【用法】研为粗末，每次15克，水煎服；或剂量酌增作汤剂，水煎内服。

【功效】补心养神。

【主治】落枕反复发作，气虚络阻。

【来源】《兰宝秘藏》

ᨑ· 活血止痛汤 ·ᨑ

【组成】当归6克，川芎6克，乳香6克，苏木5克，红花5克，没药6克，土鳖虫3克，三七3克，赤芍9克，陈皮5克，落得打6克，紫荆藤9克。

【用法】水煎，每次100毫升，每日2次口服。

【功效】活血止痛。

【主治】落枕（损伤瘀血）。

【来源】《伤科大成》

ᨑ· 补筋丸 ·ᨑ

【组成】沉香30克，丁香30克，川牛膝30克，五加皮30克，蛇床子30克，茯苓30克，白莲蕊30克，肉苁蓉30克，当归30克，熟地30克，丹皮30克，木瓜30克，人参9克，广木香9克。

【制法】共为细末，炼蜜为丸，如弹子大，每丸重9克。

【用法】每次服1丸，用无灰酒送下。

【功效】补肾壮筋，益气养血，活络止痛。

【主治】落枕（伤筋，血脉壅滞）。

【来源】《医宗金鉴》

❧· 桂枝加葛根汤加减 ·❧

【组成】粉葛根、川桂枝、杭白芍，生姜、大川芎、藁本、蔓荆子、荆芥穗、青防风、片姜黄、生甘草各常规量。

【用法】每日1剂，水煎内服。

【功效】解肌发表，生津舒筋。

【主治】落枕（风寒外束）。

【来源】中国医学文摘，1985，9（3）

❧· 葛根汤加味 ·❧

【组成】葛根30克，桂枝15克，麻黄、炙甘草各6克，白芍、川芎各12克，生姜3片，大枣8克，羌活、白芷各10克，细辛4克。

【用法】每日1剂，水煎内服。药渣趁热装布袋，熨敷患处，每次15~20分钟，每日2次。

【功效】发汗解表，生津舒筋。

【主治】落枕（外感风寒，颈项僵痛）。

【来源】中国中医骨伤科杂志，1998，6（6）

❧· 葛菊汤 ·❧

【组成】葛根30克，菊花15克，生白芍24克，柴胡2克，甘草9克。

【用法】每日1剂，饭后半小时温服。服用时加入红糖30克，卧床休息1小时取微汗。

【功效】疏风散寒，宣痹通络。

【主治】落枕（风寒外束，风邪偏重者）。

【来源】中国民间疗法，2007，15（12）

败毒散加减方

【组成】柴胡、前胡、川芎、枳壳、羌活、独活、茯苓、桔梗、人参、生姜各12克，薄荷、甘草各6克。

【用法】每日1剂，水煎内服。药渣用毛巾包好趁热敷患处。

【功效】发散风寒、疏通经络、调和气血。

【主治】落枕（风寒外束，气血不通）。

【来源】广西中医药，2008，31（1）

复枕汤

【组成】葛根20克，桂枝10克，桑枝15克，丝瓜络15克，延胡索10克。

【用法】每日1剂，水煎内服。

【功效】疏风通络，化痰除湿，通痹止痛。

【主治】落枕（风邪外袭，经络不通）。

【来源】福建中药.2002，33（5）

和营止痛汤

【组成】赤芍9克，当归尾9克，川芎6克，苏木6克，陈皮6克，桃仁6克，续断12克，乌药9克，乳香6克，没药6克，木通6克，甘草6克。

【用法】每日1剂，水煎内服。

【功效】祛风活血，舒筋通络止痛。

【主治】落枕（气滞血瘀）。

【来源】《骨伤方药临床应用荟萃》

❧ · 羌活胜湿汤 · ❧

【组成】羌活15克，独活15克，藁本15克，防风15克，甘草6克，川芎10克，蔓荆子10克。

【用法】每日1剂，水煎内服。

【功效】祛风胜湿止痛。

【主治】落枕（伤后风湿邪客者）。

【来源】《医学发明》

❧ · 加味芍甘汤 · ❧

【组成】赤芍、白芍各30克，甘草12克，葛根20克，木瓜15克，防风10克，威灵仙12克。

【加减】寒者加桂枝15克，病久或外伤者加没药、地龙各15克。

【用法】每日1剂，水煎内服。

【功效】祛风活血、舒筋通络止痛。

【主治】落枕（风邪外袭，血脉不通）。

【来源】河北中医，1992，（2）

❧ · 白芍葛根汤 · ❧

【组成】白芍30克，葛根25克，丹参、白芷各15克，防风12克，甘草10克，升麻6克。

【用法】每日1剂，水煎内服。

【功效】消肿止痛。

【主治】落枕（风邪外袭，血脉不通）。

【来源】新中医，1992，（11）

·壮药伞虎汤·

【组成】散血丹10克，上山虎6克，下山虎6克，七叶莲30克，红吹风藤20克。

【用法】每日1剂，水煎内服。

【功效】活血化瘀，通络止痛。

【主治】落枕（气滞血瘀）。

【来源】《振东壮医骨科》

·落枕验方·

【组成】葛根15克，麻黄、桂枝、柴胡各5克，白芍、防风各9克，大枣6枚，甘草3克。

【用法】每日1剂，水煎内服。

【功效】发汗解肌，祛风止痛。

【主治】落枕（风寒外袭）。

【来源】新医药简讯，1972，（9）

·七厘散·

【组成】血竭30克，麝香0.36克，冰片0.36克，乳香4.5克，没药4.5克，红花4.5克，朱砂3.6克，儿茶7.2克。

【制法】共研极细末。

【用法】每服0.2克，日服1~2次；或米酒调服或酒调敷患处。

【功效】活血散瘀，定痛止血。

【主治】落枕（气血瘀滞）。

【来源】《良方集腋》

ᡃᠬ᠂ 益气聪明汤加减 ᠂ᡃᠷ

【组成】党参、黄芪各15克，蔓荆子、葛根各9克，白芍6克，升麻4.5克，炙甘草3克。

【用法】每日1剂，水煎内服。

【功效】益气升阳，祛风通络。

【主治】落枕反复发作（气虚、经络失养）。

【来源】《临床验方集锦（续一）》

ᡃᠬ᠂ 刘柏龄经验方1 ᠂ᡃᠷ

【组成】葛根15克，桃仁15克，红花10克，川芎10克，当归20克，熟地15克，赤芍10克，白芍15克，炙甘草6克，延胡索10克，没药6克。

【用法】每日1剂，水煎内服。

【功效】活血化瘀，通络止痛。

【主治】落枕（瘀血阻滞）。

【来源】《刘柏龄治疗脊柱病经验撷要》

ᡃᠬ᠂ 刘柏龄经验方2 ᠂ᡃᠷ

【组成】葛根20克，桂枝10克，白芍20克，羌活10克，防风10克，黄芪15克，桃仁10克，红花10克，炙甘草6克。

【用法】每日1剂，水煎内服。

【功效】疏风散寒，通络止痛。

【主治】落枕（风邪外袭）。

【来源】《刘柏龄治疗脊柱病经验撷要》

第二节 外用方

· 三黄散 ·

【组成】黄连、黄柏、大黄各30克，红花、乳香各15克。

【制法】上药共研细末，备用。

【用法】每次取药末20克，蜜调敷患处，每日换药1次。

【功效】清热活血。

【主治】落枕（瘀血阻滞）。

【来源】《应用千百年的中医验方》

· 中药香薰方 ·

【组成】秦艽、葛根、乳香、没药、桂枝各6克，防风、羌活、透骨藤、伸筋草各5克，薰衣草干花10克。

【制法】将上药粉碎，装布袋。煮沸药袋，药温38~45℃，滴入薰衣草精油2~3滴。

【用法】熏蒸颈肩部，每次30分钟。

【功效】活血化瘀，舒筋通络。

【主治】落枕（风邪外袭，气血凝滞）。

【来源】中国民族民间医药，2008，17（2）

· 舒筋活血洗方 ·

【组成】伸筋草9克，海桐皮9克，秦艽9克，独活9克，当归9克，钩藤9克，乳香6克，没药6克，川红花6克。

【用法】上药水煎，熏洗患处，每次20~30分钟，每日2次。

【功效】祛湿通络，活血化瘀。

【主治】落枕（外感风湿，经络不通）。

【来源】《中医伤科学讲义》

落枕外洗方1

【组成】透骨草30克，伸筋草30克，海桐皮30克，络石藤30克，艾叶30克，苏木20克，红花20克，鸡血藤20克，延胡索20克，五灵脂20克，桑枝20克，姜黄20克。

【用法】煎药液先熏后浸洗患处，每日浸洗2次，每次30分钟。

【功能】通经活络，活血化瘀止痛。

【主治】落枕（外感风湿，经络不通）。

【来源】《熏洗良方》

落枕外洗方2

【组成】赤芍、白芍各60克，羌活、甘草各30克，葛根120克，桂枝15克。

【用法】上述中药加水约1000毫升，浸泡后置火上煎煮30分钟，取汁500毫升，趁热先熏后浸洗患处，每日浸洗2次，每次30分钟。

【功效】祛风除湿，温经通络。

【主治】落枕（外感风寒，经络不通）。

【来源】《疗效神奇的熏疗》

代传伦外用经验方

【组成】羌活、白芍各15克，甘草、川芎、姜黄各10克，葛根、威灵仙各12克。

　　【用法】每日1剂，装布袋，煎30分钟，用毛巾2块，浸药液交替热敷患处，每次20~30分钟，每日2次，用至症状消失。

　　【功效】行气活血。

　　【主治】落枕（气血凝滞）。

　　【来源】贵阳中医学院学报，2003，25（3）

第三章　肩关节周围炎

肩关节周围炎简称"肩周炎"，好发于50岁左右中老年人，是以肩部疼痛及肩关节活动障碍为主要临床表现的自限性疾病。肩周炎发病时疼痛强烈，肩部活动受限，严重影响患者的日常生活。

本病在中医学中被称为"五十肩""漏肩风""肩凝症"等，由于其临床表现疼痛明显，早期亦被称为"肩痹"，属痹证范畴。

第一节　内服方

·　仙龙续脊饮　·

【组成】续断15克，淫羊藿15克，狗脊15克，桑枝10克，羌活10克，地龙10克，当归10克，鸡血藤10克，茯苓10克，党参15克，白芥子6克，防风10克，甘草5克。

【用法】水煎，每日1剂，口服。

【功效】温补肾阳，祛寒化瘀止痛。

【主治】肩周炎（肾阳虚衰，寒凝血瘀）。

【来源】时珍国医国药，2017，28（12）

·　柴胡桂枝汤加味　·

【组成】柴胡16克，黄芩、半夏、生姜各10克，党参、炙甘草各8克，桂枝、白芍、片姜黄各12克，大枣12枚。

【用法】水煎，每日1剂，口服。

【功效】调和营卫，利枢机，通经脉，和气血。

【主治】肩周炎（太阳、少阳合病）。

【来源】中国社区医师，2014，30（21）

❧·指迷茯苓丸加减·❧

【组成】半夏25克，茯苓12克，枳壳6克，芒硝3克，苍术10克，厚朴10克，陈皮10克，甘草6克。

【用法】水煎，每日1剂，口服。

【功效】化湿去痰，通络止疼。

【主治】肩周炎（痰湿内停，流注关节）。

【来源】湖北中医杂志，2016，38（3）

❧·秦艽天麻汤加减·❧

【组成】秦艽15克，桑枝15克，天麻10克，羌活10克，陈皮10克，当归10克，川芎10克，桂枝10克，炙甘草6克，生姜3片。

【用法】水煎，每日1剂，口服。

【功效】祛风止痛。

【主治】肩周炎（风邪外袭，经络痹阻）。

【来源】湖北中医杂志，2016，38（3）

❧·二仙蠲痹汤·❧

【组成】仙茅、制附子（先煎）、桂枝、防风、川芎、砂仁、白豆蔻各10克，羌活、独活、当归各15克，淫羊藿、狗脊、络石藤各20克，杜仲、鸡血藤各30克。

【加减】寒盛痛甚者加制川乌（先煎）、制草乌（先煎）各10克；湿盛加苍术15克、薏苡仁30克；风盛加乌梢蛇10克，海风藤

30克；痛甚者加全蝎6克，延胡索15克。

【用法】水煎，每日1剂，口服。

【功效】祛风散寒，利湿通络。

【主治】肩周炎（肝肾不足，风寒湿邪入袭）。

【来源】陕西中医，2015，36（3）

·◦ 乌头汤合活络效灵丹加减 ◦·

【组成】制川乌（先煎）、麻黄、甘草、乳香、没药各10克，当归15克，黄芪、白芍、丹参、鸡血藤、蜂蜜各30克。

【加减】寒邪较甚者加制附子（先煎）10克，桂枝20克；体弱虚甚者加红参15克；久病入络加蜈蚣1条，全蝎6克。

【用法】水煎，每日1剂，早晚2次内服。

【功效】温经散寒，活血舒筋。

【主治】肩周炎（寒凝血瘀）。

【来源】陕西中医，2015，36（3）

·◦ 独活寄生汤加减 ◦·

【组成】独活、桑寄生、芍药各30克，熟地黄、杜仲、党参、茯苓、秦艽各15克，当归、川芎、桂枝、防风、甘草各10克，细辛6克。

【加减】肾阳虚者加用鹿衔草、淫羊藿各30克；气虚明显者加黄芪60克。

【用法】水煎，每日1剂，口服。

【功效】补肝肾，益气血，通经络。

【主治】肩周炎（肝肾不足，气血亏虚，风寒外袭）。

【来源】陕西中医，2015，36（3）

❦ · 肩凝汤加减 · ❧

【组成】羌活12克，桂枝9克，透骨草12克，鸡血藤12克，丹参9克，香附18克，忍冬藤60克，秦艽12克，老鹳草30克，萆薢20克，地龙18克，甘草3克。

【用法】水煎，每日1剂，口服。

【功效】祛邪清热，舒筋活络。

【主治】肩周炎（风湿化热）。

【来源】光明中医，2011，26（3）

❦ · 宽肩止痛汤 · ❧

【组成】黄芪30克、白术15克、山萸肉10克、当归15克、桂枝15克、制附片（先煎）10克~30克、防风10克、海桐皮10克、土鳖虫10克、姜黄10克、制南星10克。

【加减】若患处冷感，每于睡觉时肩露于被子外即剧痛，舌淡脉沉者加制川乌（先煎）10克、细辛5克；若外伤后瘀血阻络，痛剧而痛有定处者加红花10克、制乳香10克；若体胖痰多，舌苔厚腻者，加苍术10克、白芥子10克；若如口干苦苔少者，去制南星加生地15克。

【用法】水煎，每日1剂，口服。7天为1个疗程，治疗2~6个疗程。

【功效】健脾益气，温阳散寒。

【主治】肩周炎（正气不足，经脉失养）。

【来源】贵阳中医学院学报，2012，34（4）

❦ · 葛根大黄汤 · ❧

【组成】葛根30克，酒炒大黄10克，麻黄8克，生白芍30克，川芎12克，丹参30克，醋炒延胡索20克，生甘草10克，制附子3

克，姜黄15克。

【加减】病久者加土鳖虫10克；疼痛甚者加全蝎5克、白僵蚕10克；乏力畏食者加黄芪50克、炒白术30克；局部冷痛者加桂枝10克、制附子（先煎）加至10克；夜间痛甚者加桃仁10克、红花10克。

【用法】水煎，每日1剂，口服。7天为1个疗程，连续治疗2~3个疗程。

【功效】活血化瘀，温通气血，解痉止痛。

【主治】肩周炎（寒凝血滞）。

【来源】社区医学杂志，2013，11（11）

∽· 当归四逆汤 ·∾

【组成】当归15克，桂枝6克，白芍药20克，通草4克，细辛4克，甘草8克，大枣15克。

【用法】水煎，每日1剂，口服。

【功效】调和营卫，散寒除湿，通络除痹止痛。

【主治】肩周炎（血虚寒滞）。

【来源】《伤寒论》

∽· 桂枝舒筋通络汤 ·∾

【组成】桂枝20克，防风15克，羌活10克，白芷10克，黄芪15克，白芍10克，当归10克，姜黄15克，川芎15克，鸡血藤15克，延胡索15克，穿山甲10克。

【用法】水煎，每日1剂，口服。连续服用6周。

【功效】祛风散寒，通痹止痛

【主治】肩周炎（寒湿凝滞，血脉不通）。

【来源】中国中医药科技，2017，24（5）

·补益温通汤·

【组成】黄芪、桑寄生各30克，僵蚕18克，桃仁、独活、红花、伸筋草、秦艽、白术、党参、云苓、牛膝、当归各15克，川芎、防风各10克，肉桂5克。

【用法】水煎，每日1剂，口服。

【功效】温补脾肾，活血通络。

【主治】肩周炎（气血两虚，风寒凝滞）。

【来源】北方药学，2017，14（2）

·解热镇痛汤·

【组成】蜈蚣4克，全蝎、三七各5克，威灵仙、红花、桑寄生、补骨脂、姜黄、乌梢蛇、桃仁各10克，鸡血藤、羌活、透骨草15克，黄芪、熟地各20克。

【加减】虚寒体质加细辛，以止痛祛风、散寒解表、通窍。

【用法】水煎，每日1剂，口服。

【功效】活血行气，散寒通络。

【主治】肩周炎（气血亏虚，风寒痹阻）。

【来源】实用中医内科杂志，2017，31（11）

·赵洪荣经验方·

【组成】制川乌（先煎）、制草乌（先煎）、全蝎各6克，桂枝、桑枝、当归、川芎、防风、伸筋草、秦艽各10克，五加皮、杜仲、枸杞子、白术各15克，鸡血藤30克，蜈蚣2条，甘草9克。

【用法】水煎，每日1剂，口服。服药后将所剩药渣装入布袋，趁热敷在患肩20分钟。

【功效】祛风除湿，温经止痛。

【主治】肩周炎（寒湿凝滞，经脉痹阻）。

【来源】中国社区医师，2017，33（30）

·❦· 陆执中经验方 ·❦·

【组成】羌活15克，威灵仙15克，黄芪20克，当归15克，川芎10克，姜黄10克，桂枝10克，白芍15克，甘草6克。

【加减】疼痛较重加乳香、没药各6克；有肿胀瘀血者加红花、桃仁各10克。

【用法】水煎，每日1剂，口服。

【功效】行气活血，祛风散寒。

【主治】肩周炎（气滞血瘀，风寒痹阻）。

【来源】中国中医药现代远程教育，2018，16（24）

·❦· 王彩虹经验方 ·❦·

【组成】当归15克，羌活15克，黄芪20克，白芍15克，川芎10克，姜黄10克，鸡血藤30克。

【用法】水煎，每日1剂，口服。10天为1个疗程。

【功效】补血活血，通经络。

【主治】肩周炎（气血亏虚，经脉不通）。

【来源】中国民间疗法，2016，24（5）

·❦· 赵俊经验方 ·❦·

【组成】葛根15克，桂枝12克，芍药12克，甘草10克，干姜12克，大枣8枚，丹参15克，桑枝12克，红花10克，伸筋草12克，羌活15克，白芷12克，野木瓜12克，制乳香、没药各15克，狗脊12克。

【用法】水煎，每日1剂，口服。

【功效】温经通络。

【主治】肩周炎（寒湿阻络）。

【来源】湖北中医杂志，2010，32（6）

∽· 王永伏经验方 ·∽

【组成】葛根30克，桂枝15克，白芍药15克，生姜15克，大枣15克，甘草10克。

【加减】寒痛者加制川乌头（先煎）、制草乌头（先煎）、干姜；血瘀疼痛者加三棱、丹参、川芎；血虚者加何首乌、当归、黄芪；筋挛者加木瓜、伸筋草，加大白芍药剂量；阴虚有热者去桂枝，加桑枝、地龙、葛根；病久三角肌萎缩者加制马钱子（冲服）0.3克；肩臂麻木者加鸡血藤、羌活、蚂蚁。

【用法】水煎，每日1剂，口服。

【功效】调和营卫，散寒除湿，通络除痹。

【主治】肩周炎（风寒阻络证）。

【来源】河北中医，2015，37（12）

∽· 谢波经验方 ·∽

【组成】甘草15克，伸筋草10克，制川乌（先煎）10克，黄芪10克，当归10克，续断10克，赤芍6克，姜黄6克，松节6克，羌活6克，独活6克，川芎6克，桂枝6克。

【用法】水煎，每日1剂，口服。

【功效】疏通经络，祛风除湿，通利关节。

【主治】肩周炎（正气亏虚，营卫虚弱，经络痹阻）。

【来源】实用中医药杂志，2018，34（1）

第二节 外用方

·自拟蠲痹汤·

【组成】独活20克，羌活20克，红花20克，没药15克，桂枝20克，乳香15克，伸筋草50克，透骨草50克。

【用法】中药装进专用布袋中，加水煎煮40分钟，在肩部进行热敷，每天治疗1次，每次治疗时间为20分钟。10天为1个治疗疗程。

【功效】益气和营，祛风胜湿。

【主治】肩周炎（气血亏虚，寒凝经络）。

【来源】临床医药文献电子杂志，2020，7（36）

肩周炎散

【组成】生麻黄15克，肉桂6克，细辛15克，花椒30克，荜茇15克，木瓜20克，生川乌15克，乳香15克，蓖麻子120克。

【制法】上述药物共为粗末，分6份，每次1份，用醋调为糊状备用。

【用法】外敷于肩部最痛处，每次2小时，每日1次。

【功效】温经散寒。

【主治】肩周炎（寒湿外袭，气血凝滞，脉络不通）。

【来源】中国民康医学，2012，24（12）

李良玉经验方

【组成】羌活、桃仁、红花、当归、伸筋草15克，桂枝、秦芄、防风、桑寄生各12克，赤芍、独活、乳香、没药各9克，细辛6克。

【用法】煎汤外洗，每天1次，每次治疗用时1小时左右，治疗7天为1个疗程。

【功效】祛风散寒，舒筋通络。

【主治】肩周炎（筋脉拘挛，疼痛而痿）。

【来源】新中医，2018，50（3）

❧ 白建平经验方 ❧

【组成】羌活10克，独活10克，桂枝10克，路路通10克，伸筋草30克，透骨草30克，乳香15克，没药15克，红花30克，川芎10克，防风10克，白芷10克。

【用法】上药1剂于布袋内加水上笼蒸热，热敷患处，每日1次。

【功效】舒筋通络，活血化瘀。

【主治】肩周炎（风寒痹阻经络）。

【来源】山西中医学院学报，2012，13（4）

❧ 何天佐逐阴散 ❧

【组成】草乌15克，陈艾15克，官桂12克，当归12克，川芎12克，赤芍12克，白芷12克，郁金9克，紫荆皮12克。

【制法】上药干燥，粉碎成细粉，全部通过5号筛，混合均匀，灭菌，分装成每袋50克，将几滴蒸馏酒加入适量药粉中搅拌，再加入新煮沸的开水搅匀，酒与水按1：9比例将药粉调成糊状，加盖密闭，冷却后备用。

【用法】每次50~100克，敷患处，白纸覆盖，绷带包扎，保持24小时，每天1次，3次为1个疗程。

【功效】搜风剔寒、通阳宣痹止痛。

【主治】肩周炎急性期（寒凝血滞）。

【来源】时珍国医国药，2016，27（4）

✦· 何天佐风湿痹痛散 ·✦

【组成】雪上一枝蒿12克，白附子9克，制川乌9克，制草乌9克，泽兰12克，细辛9克，归尾12克，土鳖虫6克，伸筋草12克。

【用法】研极细末，取适量，水调，加热外敷。

【功效】驱寒通络止痛。

【主治】肩周炎（寒湿痹阻经络）。

【来源】时珍国医国药，2016，27（4）

✦· 帅艳常经验方 ·✦

【组成】醋三棱、威灵仙、千年健、醋莪术、海桐皮、香加皮各20克，花椒、炒桃仁、红花、艾叶、苏木各10克，透骨草、伸筋草各30克，白芷15克。

【用法】中药熏洗，每次30分钟左右，每天2次，28次为1个疗程，治疗2个疗程。

【功效】行气活血、祛风散湿、温通经络。

【主治】肩周炎（风湿痹阻，气血凝滞）。

【来源】中国社区医师，2020，36（21）

✦· 马思瑶经验方 ·✦

【组成】伸筋草60克，透骨草60克，红花30克，丹参30克，鸡血藤30克，艾叶30克，桑枝30克，威灵仙20克，乳香20克，没药20克。

【制法】中药1剂加水1000毫升，煎煮1小时，冷至室温备用。

【用法】将布垫与制备好的药剂同煮后，拧干，敷在肩部病灶作为衬垫，电极板放在布垫上开始治疗。

【功效】舒筋活血，温经通络。

【主治】血瘀气滞型肩周炎。

【来源】风湿病与关节炎，2017，6（12）

赵和平中药贴敷方

【组成】生草乌、生川乌、生南星各21克，细辛、白芷、延胡索各12克，白芥子6克，冰片1克。

【制法】上药共为细面，陈醋或姜汁调至糊状。

【用法】以专用敷贴固定。每天1贴，每次治疗时间为4~6小时，10天为1个疗程。

【功效】通络止痛。

【主治】肩周炎（寒湿痹阻，经络不通）。

【来源】陕西中医，2015，36（3）

石氏熏洗方

【组成】麻黄10克，桂枝20克，羌活20克，制南星20克，威灵仙20克，白芷20克，鹿含草20克，花椒10克，大黄20克。

【用法】将上药共装纱布袋内，用5000毫升清水煎沸20分钟后离火，降温至50℃左右时，用2块毛巾轮换熏洗患肩30分钟，每天2次，连续使用2周。

【功效】祛风除湿，活血消肿，温通经络。

【主治】肩周炎粘连前期（风寒湿凝滞，经络不通）。

【来源】中国初级卫生保健，2016，30（4）

第四章　急性腰扭伤

急性腰扭伤，通常所说"闪腰"，是一种常见的软组织损伤，多由腰外伤后立即出现剧烈持续疼痛，休息后减轻但不消除，腰部僵硬，俯仰和侧转活动受限。多因活动姿势不正，用力不当，外力撞击，腰部组织轻微撕裂性损伤或离位，一侧或两侧腰部疼痛，有的也可以在受伤后半天或隔夜出现疼痛，腰部活动受限，静止时疼痛较轻，活动或咳嗽，喷嚏时掣痛较甚。

急性腰扭伤属中医学的"闪腰岔气"。

第一节　内服方

～・ 解痉汤加味 ・～

【组成】白龙须15~20克，钩藤根15克，当归尾15克，丹参20克，制乳没各6~10克，延胡索12克，白芍35克，炙甘草20克，伸筋草15克，生麻黄3克，熟地18克，红花3克，川续断2克，香附10克。

【用法】水煎，每日1剂，口服。

【功效】行气活血，舒筋解痉。

【主治】急性腰扭伤（气滞血瘀）。

【来源】中国中医骨伤科杂志，1990，6（3）

～・ 延胡索木香郁金散 ・～

【组成】醋制延胡索、广木香、郁金各等份。

【用法】共研细末，每次15克，每日3次，温开水送服。

【功效】通络止痛。

【主治】急性腰扭伤（气滞血瘀）。

【来源】浙江中医杂志，1988（3）

·木香川芎散·

【组成】木香、川芎各等份。

【制法】共研细末，贮瓶备用。

【用法】每次6克，每日2次，早、晚用黄酒冲服。

【功效】行气活血。

【主治】急性腰扭伤（气滞血瘀）。

【来源】新疆中医药，1989（3）

·活络效灵丹加味·

【组成】当归20克，丹参15克，乳香10克，没药10克，土鳖虫10克，续断15克，杜仲25克。

【用法】水煎，每日1剂，口服。药渣趁热外敷伤处1~2小时。

【功效】祛瘀止痛，益肾续筋。

【主治】急性腰扭伤（瘀血阻络）。

【来源】中国中医急诊，2012，21（2）

·芍药甘草合活络效灵丹·

【组成】白芍30克，甘草15克，当归15克，丹参15克，制乳没各15克，地龙10克，木香10克。

【用法】水煎，每口1剂，口服。

【功效】祛瘀通经，缓急止痛。

【主治】急性腰扭伤（瘀血阻络）。

【出处】中医骨伤科杂志，1987，3（1）

❧·腰痛方·❧

【组成】乳香9克，徐长卿12克，威灵仙12克，蕲蛇9克，肉桂3克，蒲公英30克，苍术9克，白术9克。

【加减】肾阳虚者，加巴戟天12克、淫羊藿12克、仙茅12克；肾阴虚者，加女贞子12克、墨旱莲12克、龟甲（先下）12克；肾阴阳两亏者，加熟地黄20克、山药12克、巴戟天12克、骨碎补12克、龟甲（先下）12克。

【用法】水煎，每日1剂，口服。

【功效】活血化瘀，理气止痛。

【主治】急性腰扭伤（气滞血瘀）。

【来源】中国骨伤，1996，9（2）

❧·王不留行汤·❧

【组成】王不留行10克，木香10克，小茴香10克，土鳖虫10克，延胡索30克，炮穿山甲粉（吞服）2克，川牛膝20克，泽兰25克。

【用法】水煎，每日1剂，口服。煎服中药残渣布包热敷腰部，每日2~3次。

【功效】活血化瘀，利气消肿。

【主治】急性腰扭伤（气滞血瘀）。

【来源】浙江中西医结合杂志，1999，9（5）

❧·三香伸筋汤·❧

【组成】木香9克，香附9克，制乳香9克，伸筋草30克，制没药9克，桃仁6克，红花9克，泽兰9克，牛膝9克，土鳖虫6克，延胡索30克，地龙9克。

【加减】肾虚者，加菟丝子9克、补骨脂9克、枸杞子12克。

【用法】水煎，每日1剂，口服。

【功效】活血化瘀，理气通络，消肿止痛。

【主治】急性腰扭伤（气滞血瘀）。

【来源】山东中医杂志，2008，27（11）

❧ 顺气活血汤送服七厘散 ❧

【组成】苏梗12克，厚朴12克，枳壳10克，砂仁10克，当归尾12克，红花8克，木香10克，赤芍12克，桃仁10克，苏木10克，香附9克。七厘散为成药，组成药物见第二章 急性斜颈。

【加减】若兼见腰痛重着者，加苍术9克、独活12克、桂枝9克、白术9克，以祛风除湿，温经散寒；若兼见腰膝酸软，神疲、怠惰乏力者，加熟地24克、续断12克、狗脊12克、杜仲10克，以补益肝肾，强筋健骨；若兼见腹胀、便秘者，加大黄10克、枳实10克，以通便化瘀。

【用法】水煎，每日1剂，口服。

【功效】行气活血，通络止痛。

【主治】急性腰扭伤（气滞血瘀）。

【来源】《一本书读懂颈肩腰腿痛》

❧ 桃红四物汤加减 ❧

【组成】当归10克，川芎10克，白芍10克，生地10克，桃仁6克，红花9克，制乳香10克，制没药10克，土鳖虫10克，苏木10克，木香10克，枳壳10克。

【加减】若伤处皮肤青紫、肿痛甚者，加炮穿山甲10克、血竭粉3克，以化瘀止痛；若腹胀、便秘者，加生大黄10克、枳实10克、厚朴10克，以化瘀消胀；若平素气虚，全身乏力、气短懒言者，加党参12克、黄芪15克，以补中益气。

【用法】水煎，每日1剂，口服。

【功效】破血化瘀，通络止痛。

【主治】急性腰扭伤（血瘀阻络）。

【来源】《一本书读懂颈肩腰腿痛》

·补肾壮阳汤加减·

【组成】熟地15克，生麻黄3克，白芥子3克，炮姜6克，杜仲12克，狗脊12克，肉桂6克，菟丝子12克，牛膝9克，续断9克，丝瓜络6克。

【加减】腰酸无力，可加桑寄生15克、牛膝15克、五加皮12克；偏肾阴虚者，加知母12克、黄柏9克，以滋阴降火；肾阳虚者，加制附子（先煎）10克、肉桂10克，以温补肾阳。

【用法】水煎，每日1剂，口服。

【功效】壮腰补肾，化瘀止痛。

【主治】急性腰扭伤（肾阳不足）。

【来源】《一本书读懂颈肩腰腿痛》

·复方骨碎补煎剂·

【组成】骨碎补8克，制乳没各10克，桃仁10克，红花6克，延胡索10克，乌药10克，土鳖虫2克，甘草5克。

【用法】水煎，每日1剂，口服。

【功效】补肾健骨，活血止痛。

【主治】急性腰扭伤（肾虚气滞血瘀）。

【来源】山东中医杂志，1987，6（3）

～· 加味补骨脂汤 ·～

【组成】补骨脂、制大黄各12克，肉桂、红花、土鳖虫各6克，桃仁、川杜仲各10克，炒枳壳、槟榔、制乳没各8克，田七粉1.5克。

【用法】水煎，每日1剂，口服。

【功效】补肾壮阳，活血化瘀。

【主治】急性腰扭伤（肾虚血瘀）。

【出处】中医杂志，1986，（12）

～· 祛瘀通络汤 ·～

【组成】土鳖虫、地龙各15克。

【用法】研粉吞服。

【功效】破血化瘀。

【主治】急性腰扭伤（血瘀阻络）。

【来源】浙江中医杂志，1987，22（3）

～· 地龙汤 ·～

【组成】地龙15克，桃仁12克，泽兰12克，当归10克，苏木10克，桂枝7克，大小茴香各10克，乌药10克，麻黄6克，甘草9克，酒大黄6~15克，沉香末1~2克。

【加减】局部肿胀、青紫、压痛加三棱、莪术各10克。

【用法】水煎，每日1剂，口服。

【功效】辛温散寒，活血通瘀。

【主治】急性腰扭伤（寒湿内侵，瘀血阻络）。

【来源】江西中医药，1990，21（5）

～·丹皮杜仲汤·～

【组成】牡丹皮、杜仲、赤芍、川续断、延胡索各15克，泽兰、牛膝、红花、桃仁、苏木、台乌药各10克，三七、乳香、没药各9克，生甘草6克。

【用法】水煎，每日1剂，口服。

【功效】活血化瘀。

【主治】急性腰扭伤（瘀血阻络）。

【来源】《中医经典验方大全》

～·壮腰解痉止痛汤·～

【组成】金毛狗脊15克，川续断15克，羌活12克，千年健20克，怀牛膝18克，鸡血藤30克。

【用法】清水加黄酒1杯煎，二煎混合，分作2次服，每日1剂。

【功效】补益肝肾，活血通络。

【主治】肝肾不足引起的急性腰扭伤。

【来源】《古今特效单验方》

～·加味车甘散·～

【组成】车前子15克，荆芥、土鳖虫、牛膝各9克，麻黄、甘草各6克。

【用法】水煎，每日1剂，口服。

【功效】活血利水。

【主治】急性腰扭伤（水瘀互结）。

【来源】山东中医杂志，1988，7（3）

加味身痛逐瘀汤

【组成】秦艽9克，川芎6克，桃仁9克，红花9克，羌活6克，当归15克，没药19克，五灵脂6克，香附6克，牛膝9克，地龙6克，青皮6克，麻黄8克，甘草6克。

【用法】水煎，每日1剂，口服。

【功效】活血行气，祛瘀通络，通痹止痛。

【主治】急性腰扭伤（瘀血阻络）。

【来源】中医药导报，2012，18（9）

归芍伤筋汤

【组成】当归15克，威灵仙20克，红花9克，川牛膝15克，白芍30克，三棱10克，莪术10克，鸡血藤20克，川芎10克，续断20克，延胡索10克，徐长卿20克，甘草10克。

【用法】水煎，每日1剂，口服。

【功效】活血化瘀，通络止痛。

【主治】急性腰扭伤（瘀血阻络）。

【来源】中国实验方剂学杂志，2014，20（24）

活血利水方

【组成】黄芪20克，泽兰10克，牛膝10克，防己10克，延胡索10克，赤芍10克。

【用法】水煎，每日1剂，口服。

【功效】活血利水，止痛。

【主治】急性腰扭伤（水瘀互结）。

【来源】《中医经典验方大全》

～‧ 活血止痛汤1 ‧～

【组成】川芎10克，当归15克，苏木10克，红花10克，土鳖虫10克，生地黄12克，赤芍10克，陈皮6克，延胡索10克，伸筋草10克。

【用法】水煎，每日1剂，口服。

【功效】理气活血，滋补肝肾。

【主治】急性腰扭伤（肝肾不足，瘀血阻络）。

【来源】中国中医药科技，2016，23（4）

～‧ 活血止痛汤2 ‧～

【组成】当归、苏木末、落得打、紫荆、土鳖虫各9克，川芎2克，红花1.5克，乳香、没药、三七、炒赤芍、陈皮各3克。

【制法】共研末装入胶囊内。

【用法】每日3次，每次3粒，饭后吞服。5日为1个疗程，一般1~2个疗程。

【功效】理气活血，化瘀通络。

【主治】急性腰扭伤（气滞血瘀）。

【来源】《秘方验方妙治疑难病》

～‧ 红花木瓜壮腰汤 ‧～

【组成】红花、桃仁、羌活、赤芍、川断、木瓜、小茴香、补骨脂各9克，炒杜仲15克。

【用法】每日1剂，水煎内服。饭前服用，以黄酒为引。

【功效】补肾壮腰，理气止痛。

【主治】急性腰扭伤（肝肾不足，瘀血阻络）。

【来源】《民间验方》

·车前子麻黄汤·

【组成】车前子（包煎）15克，麻黄、甘草各6克，荆芥、土鳖虫、牛膝各9克。

【用法】水煎，每日1剂，口服。

【功效】活血通经，消肿止痛。

【主治】急性腰扭伤（瘀阻经脉）。

【来源】《民间验方》

·桃仁杜仲汤·

【组成】红花、桃仁、羌活、赤芍、川断、木瓜、小茴香、补骨脂各9克，炒杜仲15克。

【用法】每日1剂，水煎内服，以黄酒为引饭后服用。

【功效】补肾壮腰，理气止痛。

【主治】急性腰扭伤（肝肾不足，瘀血阻络）。

【来源】《名医亲献传统秘验效方精华》

·插骨散·

【组成】炒白术、白芍、川芎、肉桂、木香、乳香、牛膝、甘草各15克，米酒适量。

【用法】每日1剂，水煎内服。7剂为1个疗程。

【功效】行气活血，缓急止痛。

【主治】急性腰扭伤（气滞血瘀）。

【来源】成都中医学院学报，1987，（4）

·定痛活血汤·

【组成】桃仁、红花各10克，乳香、没药、蒲黄、五灵脂各6克，当归12克，秦艽、续断各15克。

【用法】每日1剂，水酒各半煎服。

【功效】活血祛瘀，通络止痛。

【主治】急性腰扭伤（气滞血瘀证）。

【来源】《伤科补要》

·牵牛丸·

【组成】延胡索20克，补骨脂20克，黑牵牛子50克。

【用法】上为细末，煨大蒜研，搜丸如梧桐子大。每服30丸，煎葱须盐汤送下，食前服。

【功效】活血祛瘀，通络止痛。

【主治】急性腰扭伤（水瘀互结）。

【来源】《杨氏家藏方》

·加味二妙丸·

【组成】苍术、草薢各15克，牛膝30克，黄柏、当归尾各12克，防己10克，龟甲20克。

【用法】水煎，每日1剂，口服。

【功效】清热利湿。

【主治】急性腰扭伤（湿热内蕴）。

【来源】《杂病源流犀烛》

❦ · 五虎丹加味 · ❦

【组成】红花12克，南星12克，白芷16克，当归20克，延胡索12克，青皮8克，陈皮8克，鸡骨香10克，马蔺子6克，厚朴12克，青藤香10克，木香12克。

【用法】每日1剂，水煎分3次服。

【功效】行气通络，止痛。

【主治】急性腰扭伤（气滞血瘀）。

【来源】《中西医结合治疗软组织损伤》

❦ · 正骨丹加味 · ❦

【组成】归尾10克，大黄6克，乳香10克，没药10克，青皮12克，川芎12克，硼砂2克，自然铜12克，五加皮10克，穿山甲10克，血竭10克，延胡索12克，桃仁10克，续断6克，甘草6克。

【用法】水煎，每日1剂，口服。

【功效】活血化瘀，理气止痛。

【主治】急性腰扭伤（气滞血瘀）。

【来源】《中西医结合治疗软组织损伤》

❦ · 紫荆散 · ❦

【组成】紫荆皮16克，骨碎补30克，蒲黄30克，丹皮16克，归尾12克，红花16克，川芎16克，续断20克，土鳖虫20克，桃仁10克，乳香、没药各12克，自然铜30克。

【制法】以上诸药研细末备用。

【用法】每次5~10克，热黄酒冲服。

【功效】活血化瘀，理气止痛。

【主治】急性腰扭伤（瘀血阻络）。

【来源】《中西医结合治疗软组织损伤》

急腰痛煎

【组成】麻黄3克，秦艽9克，赤芍9克，当归9克，川芎9克，地龙9克，威灵仙9克，牛膝9克，陈皮6克，三七粉（冲服）3克。

【用法】水煎，每日1剂，口服。

【功效】活血通络，温经散寒，祛瘀止痛。

【主治】腰部损伤疼痛（风寒湿痹）。

【来源】《南少林骨伤秘方验案》

疏肝活血汤

【组成】当归30克，白芍12克，柴胡9克，佛手5克，川楝子9克，生乳香9克，没药9克，丹参6克，肉桂6克，甘草5克。

【用法】水煎，每日1剂，口服。

【功效】补血理气，疏肝活血

【主治】急性腰扭伤（气滞血瘀）。

【来源】《南少林骨伤秘方验案》

承接汤

【组成】白术12克，茯苓10克，牛膝12克，苍术12克，威灵仙12克，木瓜12克，川芎10克，甘草3克。

【用法】每日1剂，水煎内服。

【功效】疏风散寒、通络止痛。

【主治】急性腰扭伤（寒湿阻络）。

【来源】《南少林骨伤秘方验案》

❧ · 郭氏挫伤眇痛汤 · ❧

【组成】乌药9克，香附9克，青皮9克，当归9克，赤芍9克，桃仁12克，红花9克，续断9克，杜仲15克，小茴香9克，三七3克，甘草9克。

【用法】水煎，每日1剂，口服。

【功效】行气止痛，活血化瘀。

【主治】急性腰扭伤（气滞血瘀）。

【来源】甘肃中医，1995，8（1）

第二节　外服方

❧ · 辛夷止痛散 · ❧

【组成】辛夷（剥去苞片、花瓣，取雄蕊、雌蕊用）50克，白芷10克，公丁香10克，大茴香10克，肉桂10克，细辛3克。

【制法】将上述药物混合粉碎成细末，装瓶密封备用。

【用法】用时取药末10克，置于膏药上，贴于最明显的痛点，通常5~7天外敷1帖膏药。

【功效】祛寒通络，行瘀活血，消肿止痛。

【主治】急性腰扭伤（气滞血瘀）。

【来源】辽宁中医药大学学报，2008，10（6）

❧ · 内伤膏 · ❧

【组成】羌活、麻黄、当归各50克，公丁香100克，独活、生附子、苍术、草乌各20克，升麻、半夏、川乌、瓜蒌皮、桂枝、菖蒲各50克。

【制法】上药用香油1500毫升浸泡7日去渣，炼至滴水成珠，下黄丹30克，搅匀待冷，将肉桂、乳香、没药、大黄、青皮各30克，研粉加入备用。

【用法】外敷。

【功效】祛风除湿，温经散寒，活血化瘀，通络止痛。

【主治】急性腰扭伤（气滞血瘀）。

【来源】《丸散膏丹集成》

∾ · 自拟腰痛透敷方 · ∾

【组成】当归20克，赤芍18克，桂枝18克，骨碎补18克，苏木18克，苍术18克，香附20克，红花20克，防风18克，草乌15克，伸筋草20克，舒筋草20克。

【用法】将上述药物装入袋中，用温水浸湿，加热到40℃左右取出，将腰袋放于患者疼痛部位，每次治疗20~30分钟，每日1~2次。

【功效】活血祛瘀，祛湿消积，通络止痛。

【主治】急性腰扭伤（气滞血瘀）。

【来源】中国骨伤，1996，9（2）

∾ · 中药湿热敷方 · ∾

【组成】桃仁、桂枝、羌活、独活各20克，红花、川芎、赤芍、苏木、伸筋草、当归各15克，桑枝、海风藤、透骨草、乳香、没药、千年健、威灵仙、忍冬藤各30克。

【用法】中药用布包先泡30分钟，煎煮30分钟。选用3~4块毛巾，第一块接触皮肤的毛巾以患者能忍受为度（38~42℃），其他毛巾使用煮沸后的温度。

【功效】活血化瘀，温经通络，消肿止痛。

【主治】急性腰扭伤（气滞血瘀型）。

【来源】现代中西医结合杂志，2012，21（22）

·腰部外敷方·

【组成】羌活20克，独活20克，皮硝300~400克。

【用法】放铁锅中炒热，用几层纱布包裹，趁热敷患处约30分钟，每日2次。

【功效】散寒除湿。

【主治】急性腰扭伤（寒湿凝滞）。

【来源】《古今特效单验方》

第五章　腰肌劳损

腰肌劳损，又称功能性腰痛、慢性下腰损伤、腰臀肌筋膜炎等，为腰部肌肉及其附着点筋膜或骨膜的慢性损伤性炎症。多是由于搬抬重物用力过猛，或姿势不当，弯腰或保持某种姿势时间太长，使腰肌筋膜充血、痉挛，是腰骶部肌肉、筋膜等软组织慢性损伤。早期表现为一侧肢体或者双侧肢体的麻木或者疼痛，或者是无力。

从中医的角度看，本病属于"腰痛""痹证"的范畴。

第一节　内服方

⌇·加减青娥丸·⌇

【组成】补骨脂10克，小茴10克，胡芦巴10克，杜仲10克，胡桃肉10克，莲心1两，青盐10克，穿山甲10克。

【用法】水煎，每日1剂，口服。

【功效】补肾强腰。

【主治】肾虚腰痛。

【来源】《景岳全书》

⌇·调荣活络饮·⌇

【组成】当归6克，桃仁6克，大黄6克，牛膝6克，川芎3克，赤芍3克，红花3克，生地黄3克，羌活3克，桂枝1克。

【用法】每日1剂，水煎内服。

【功效】调荣活络。

【主治】腰痛（气滞血瘀）。

【来源】《万病回春》

·独活寄生汤·

【组成】独活10克，桑寄生30克、杜仲30克、牛膝15克、细辛3克、秦艽12克、茯苓15克、肉桂心6克、防风10克、川芎10克、人参10克、甘草10克、当归10克、芍药10克、干地黄15克。

【用法】水煎。每日1剂，口服。

【功效】祛风湿，止痹痛，益肝肾，补气血。

【主治】腰肌劳损（正气亏虚，风湿痹阻）。

【来源】《备急千金要方》

·当归拈痛汤·

【组成】羌活、甘草、茵陈（酒炒）各15克，防风、苍术、当归身、知母（酒洗）、猪苓、泽泻各9克，升麻、白术、黄芩（炒）各3克，葛根、人参、苦参（酒浸）各6克。

【用法】每日1剂，水煎内服。

【功效】祛湿清热，疏风止痛。

【主治】腰肌劳损（湿热下注）。

【来源】《医学启源》

·补肾壮骨汤·

【组成】熟地黄15克，当归10克，白芍15克，山茱萸15克，茯苓15克，川续断20克，牛膝10克，五加皮10克，青皮10克。

【加减】气滞血瘀，疼痛明显者，加乳香6克、没药6克、土鳖虫6克、延胡索15克；阴虚者，加枸杞子15克，增熟地黄至30克；阳虚者，加肉桂10克、制附子10克、巴戟天10克；气虚者，加黄芪30克、党参30克；脾胃虚弱者，加怀山药15克、白术15克；湿热者，加苍术6克、黄柏6克；风湿者，加威灵仙15克、独活6克。

【用法】每日1剂，水煎，早、晚温服。

【功效】补益肝肾，强壮筋骨。

【主治】腰肌劳损（肝肾不足）。

【来源】中国中医骨伤科，1994，2（6）

﹊ · 二乌通痹汤 · ﹍

【组成】制川乌（先煎）10克，制草乌（先煎）10克，牛膝15克，黄芪20克，桃仁15克，红花15克，威灵仙15克，独活10克，杜仲15克，桑寄生15克。

【用法】每日1剂，水煎内服，药渣趁热用布包裹敷腰部15~20分钟。

【功效】祛风除湿，散寒止痛，补益肝肾，益气活血。

【主治】腰肌劳损（正气不足，寒湿内侵）。

【来源】国医论坛，2002，17（4）

﹊ · 补肾祛瘀汤 · ﹍

【处方组成】杜仲15克，续断15克，当归15克，川牛膝12克，山茱萸12克，枸杞子30克，女贞子30克，菟丝子30克，三七（打碎冲服）6克，五灵脂（包煎）10克，金毛狗脊30克，香附10克，延胡索10克，甘草10克。

【加减】兼风湿者，加独活、桑寄生、千年健；腰椎肥大者，加淫羊藿、巴戟天、鹿角霜。

【用法】每日1剂，水煎内服，10剂为1个疗程。

【功效】补肾祛瘀。

【主治】腰肌劳损（肾虚血瘀）。

【来源】湖北中医学院学报，2007，9（4）

·除湿补肾汤·

【组成】炒白术30克，生薏仁30克，艾草30克，炒白芍30克，炙甘草15克。

【加减】腰痛甚者，加川续断、桑寄生、蜈蚣；腰部酸困无力者，加黄芪、当归；伴下肢沉重疼痛者，加木瓜；瘀重者，合活络效灵丹；寒甚者，加附子；肾阴虚者，加熟地黄、山茱萸。

【用法】每日1剂，水煎内服；同时将药渣用布包裹热敷患侧，每日1次，每次30分钟。

【功效】补肾祛湿，散寒止痛。

【主治】腰肌劳损（湿邪痹阻）。

【来源】甘肃中医学院学报，2009，26（1）

·腰肌劳损方·

【组成】红花、制川乌各20克，制草乌15克，白花蛇60克，牛膝50克，当归、甘草、鸡血藤各30克，乌梅10克，冰糖100克，白酒1000毫升。

【制法】上药共研成粗末，倒入白酒中，每日振荡2~3次，5日后滤取清液。

【用法】每日口服3次，每次10~20毫升，同时取适量药酒外擦疼痛部位，每日3次（不善饮酒者，可单独外擦）。

【功效】逐风除湿，活血化瘀。

【主治】风寒湿型腰肌劳损。

【来源】《图解妙方大全》

身痛逐瘀汤

【组成】秦艽3克，川芎6克，桃仁9克，红花9克，甘草6克，羌活3克，没药6克，当归9克，五灵脂6克，香附3克，牛膝9克，地龙6克。

【用法】每日1剂，水煎内服。

【功效】活血化瘀，通络止痛。

【主治】腰肌劳损（瘀血内阻）。

【来源】《医林改错》

补气壮腰汤

【组成】黄芪30克，党参15克，当归10克，续断12克，生白术15克，升麻5克，香附15克，乌药6克，威灵仙10克，枳壳10克，骨碎补10克，桑寄生12克，独活10克，甘草3克。

【加减】痛甚者加延胡索、广木香，以理气止痛；腰痛连及腿痛者加川牛膝、刘寄奴以通经活络；腰痛连及腿麻木者加全蝎、僵蚕，以通经除风；腰痛酸沉加狗脊、首乌，以滋补肝肾；腰痛连腿者加独活、牛膝；兼寒湿者加茯苓、白术、肉桂、干姜；兼湿热者加黄柏；气滞重者加青皮、香橼、佛手。

【用法】每日1剂，水煎内服。14天为1个疗程。

【功效】补气，通络，止痛。

【主治】腰肌劳损（气虚证）。

【来源】中医正骨，2000，12（3）

· 加味桃红四物汤 ·

【组成】桃仁10克，红花10克，当归12克，生地12克，赤芍12克，全蝎6克，土鳖虫10克，怀牛膝12克，胡椒8克，莪术12克，桂枝12克，细辛8克，续断30克，杜仲30克，桑寄生30克，炙甘草10克。

【加减】气虚者，加黄芪、党参以补气益气；腰膝酸软、心慌心悸、眠差梦多者属心肾不交，上方桂枝改用肉桂，加黄连、菟丝子；手足心热者加知母、地骨皮；夜尿频数者，上方合缩泉丸；兼寒湿者，加独活、防风、苍术。

【用法】每日1剂，水煎内服。

【功效】补益肝肾，活血祛瘀，温通经络。

【主治】慢性腰肌劳损（肝肾不足，瘀血阻络）。

【来源】中华实用中西医杂志，2005，18（2）

· 三味加减汤 ·

【组成】地黄24克，山药12克，山茱萸12克，茯苓9克，牡丹皮9克，泽泻9克，桂枝3克，麻黄6克，细辛6克，制附子5克，丹参15克，乳香15克，没药15克，当归15克。

【加减】若阳虚甚者，加杜仲、狗脊、锁阳；若瘀甚者，加桃仁、红花；若阴虚甚者，加枸杞子、女贞子、龟甲；若湿甚者，加大茯苓、泽泻用量，再加薏苡仁等。

【用法】每日1剂，分3次温服，6剂为1个疗程。

【功效】滋补阴阳，散寒燥湿，活血化瘀。

【主治】腰肌劳损（肝肾不足，脉络遇阻）。

【来源】《路志正医案医话》

·益气化瘀汤·

【组成】人参12克，白术12克，熟地黄16克，龟甲16克，黄柏12克，知母12克，炙甘草12克，牡丹皮12克，桂枝12克，茯苓12克，白芍12克，桃仁12克。

【加减】若气虚甚者，加大人参、白术用量，以健脾益气；若阴虚甚者，加枸杞子、女贞子，以滋补阴津；若瘀甚者，加水蛭、虻虫，以破血化瘀；若腰背疼痛者，加杜仲、桑寄生，以强健筋骨等。

【用法】煎药时加入猪脊髓30克，蜂蜜30毫升；每日1剂，分3次温服，6剂为1个疗程，需用药9~12个疗程。

【功效】益气养阴，活血化瘀。

【主治】腰肌劳损（气阴不足，脉络遇阻）。

【来源】《肌肉骨关节疑难病选方用药技巧》

·温肾壮腰汤·

【组成】熟地黄24克，山药12克，山茱萸9克，枸杞子9克，菟丝子12克，鹿角胶12克，杜仲12克，肉桂6克，当归9克，制附子（先煎）6克，丹参5克，乳香15克，没药15克，当归15克。

【加减】若腰背疼痛甚者，加续断、牛膝，以强健筋骨止痛；若自汗者，加黄芪、白术，以益气固表止汗；若瘀甚者，加大丹参用量；再加川芎，以活血化瘀；若畏寒者，加大制附子、肉桂，用以温补阳气等。

【用法】每日1剂，分3次温服。6剂为1个疗程，需用药6~8个疗程。

【功效】温补肾阳，活血化瘀。

【主治】腰肌劳损（肾阳虚）。

【来源】《肌肉骨关节疑难病选方用药技巧》

·补肾坚骨汤·

【组成】巴戟天10克，淫羊藿12克，补骨脂10克，杜仲10克，续断12克，枸杞子10克，熟地黄12克，仙茅10克，骨碎补10克，自然铜10克，三七10克，土鳖虫6克，当归10克，丹参10克，鸡血藤15克，威灵仙10克，路路通10克。

【用法】每日1剂，水煎内服。30天为1个疗程。

【功效】补肾坚骨，活血通络。

【主治】腰肌劳损（肾虚血瘀）。

【方源】江西中医药，2006，（4）

·独活寄生汤加减·

【组成】独活、防风、秦艽、当归、川芎、杜仲、牛膝、人参、茯苓各10克，桑寄生15~20克，细辛3~6克，白芍10~15克，生地黄12~15克，肉桂3~5克，甘草6克。

【加减】疼痛较剧者，可酌加制川乌（先煎）、制草乌（先煎）、白花蛇，以助搜风通络、活血止痛之效；寒邪偏盛者，可酌加制附子、干姜，以温阳散寒；湿邪偏盛者，去生地黄，酌加防己、薏苡仁、苍术，以祛湿消肿；正虚不重者，可减生地黄、人参；脊柱疼痛明显者，加金毛狗脊、土鳖虫、羌活；大腿外侧连及小腿外后侧疼痛者，加地龙、青风藤、槟榔；腰膝关节骨刺明显者，去杜仲，加骨碎补、补骨脂、乳香、没药、生龙骨。

【用法】每日1剂，水煎内服。

【功效】补益肝肾，祛风除湿，通络止痛。

【主治】腰肌劳损（正虚邪阻）。

【来源】中国实用乡村医生杂志，2007，14（5）

ᴧ · 健脾通络汤 · ᴧ

【组成】生白术50克，党参15克，熟地黄60克，骨碎补30克，当归、五灵脂、土鳖虫、秦艽各10克。

【加减】湿邪重者加苍术12克；肾阳不足者加杜仲15克，菟丝子15克；肾阴虚者加枸杞子、龟甲各20克。

【用法】每日1剂，水煎，分3次温服。

【功效】健脾强肾，通络止痛。

【主治】慢性腰肌劳损（脾肾两虚，邪气内侵）。

【方源】实用中医药杂志，2008，24（2）

ᴧ · 金匮肾气丸加减 · ᴧ

【组成】熟地黄24克，山茱萸12克，山药12克，茯苓9克，泽泻9克，牡丹皮9克，制附子3克，桂枝3克。

【加减】偏湿热者去附子、桂枝，加苍术9克、黄柏10克、牛膝12克；瘀血者加当归10克、红花12克、川芎9克、秦艽9克；偏寒湿者附子、桂枝加倍，并加干姜6克、白术12克、防风10克、桑寄生10克；偏阴虚失眠者去附子、桂枝，加酸枣仁12克、远志12克、五味子6克、麦冬12克。

【用法】每日1剂，水煎内服。

【功效】补益肝肾，强筋舒络。

【主治】腰肌劳损（肾阳虚）。

【方源】云南中医中药杂志，2008，29（7）

枸杞壮腰汤

【组成】山药10克，熟地黄30克，山茱萸10克，枸杞子10克，菟丝子10克，鹿角胶10克，杜仲10克，肉桂6克，当归10克，制附子6克，丹参10克，乳香10克，没药10克，当归10克。

【加减】若自汗者，加黄芪、白术、大枣，以益气固表止汗；若腰背疼痛甚者，加续断、骨碎补、牛膝，以强健筋骨止痛；若瘀甚者，加大丹参用量、再加川芎，以活血化瘀；若畏寒者，加大制附子、高良姜、肉桂用量，以温补阳气等。

【用法】每日1剂，分3次温服，5剂为1个疗程，需8个疗程。

【功效】温阳补肾，化瘀活血。

【主治】腰肌劳损（肾虚血瘀）。

【来源】《腰腿痛传承老药方》

三七坚骨汤

【组成】淫羊藿10克，巴戟天10克，补骨脂10克，杜仲10克，续断10克，枸杞子10克，熟地黄10克，仙茅10克，骨碎补10克，自然铜10克，三七10克，土鳖虫6克，当归10克，丹参10克，鸡血藤10克，威灵仙10克，路路通10克。

【用法】每日1剂，水煎分3次服。30日为1个疗程。

【功效】坚骨补肾，通络活血。

【主治】腰肌劳损（肾虚血瘀）。

【来源】《腰腿痛传承老药方》

三两半汤

【组成】党参31克，黄芪31克，当归31克，牛膝15克，杜仲24克，川断18克，延胡索15克。

【用法】每日1剂，水煎内服。

【功效】益气补肾。

【主治】慢性腰肌劳损（肾虚为主）。

【来源】四川中医，1986，（2）

∽·· 五圣止痛汤 ·∾

【组成】白术、杜仲（炒断丝）、防风、当归、穿山甲（炒、捣碎）各12克，黄酒60克。

【用法】每日1剂，煎汁内服。也可捣成细面，装于胶囊内，每次服4粒，黄酒50毫升为引，每日3次。

【功效】健脾益肾壮腰，养血祛风通络。

【主治】慢性腰肌劳损（肾虚血瘀）。

【来源】浙江中医杂志，1987（12）

∽·· 肾着汤 ·∾

【组成】甘草3克，白术、干姜各6克，茯苓9克。

【用法】每日1剂，煎汁内服。

【功效】祛寒除湿。

【主治】腰肌劳损（寒湿腰疼）。

【来源】《金匮要略》

∽·· 活络效灵丹 ·∾

【组成】当归15克，丹参15克，生明乳香15克，生明没药15克。

【用法】上药，作汤服。若为散剂，一剂分作4次服，温酒送下。

【功效】活血祛瘀，通络止痛。

【主治】腰肌劳损（瘀血内阻）。

【来源】《医学衷中参西录》

·狗脊续断归附丸·

【组成】川续断15克，金毛狗脊15克，全当归12克，制香附10克，炙甘草6克。

【制法】用上药5~10倍量，研为细末，炼蜜为丸，每丸9克。

【用法】每日2次，用黄酒送下。

【功效】补益肝肾。

【主治】腰肌劳损（肝肾不足）。

【来源】《古今特效单验方》

第二节 外用方

·伤筋散·

【组成】芫花根、草乌、威灵仙、穿山甲、川乌、樟脑各50克，生姜150克。

【制法】将前5味药研成细末，过筛，将樟脑研细末，两种药末混匀，备用。

【用法】捣碎30克生姜，与50克药末和匀，敷在痛点上，胶布固定，再在药上敷以热水袋。48小时后取下，按摩局部皮肤。间隔6小时，重复敷药，10日为1个疗程。

【功效】行气散结，通络止痛。

【主治】腰肌劳损（寒湿痹阻）。

【来源】《图解妙方大全》

ᕯ · 威龙舒筋散 · ᕰ

【组成】威灵仙、五爪龙、乳香、没药各60克，红花、三钱三、透骨风、九龙藤、爬山虎、牛大力、千斤拔各50克，无名异40克。

【制法】上药共研极细末，拌匀装瓶备用。用时取1/3药粉装2个布袋内缝好。

【用法】药袋煮沸20分钟，待药温降至60~70℃，取出药袋敷两侧腰部，10分钟换药袋1次，保持药温，每次40~50分钟。每日1次。药袋用2日换药。

【功效】祛风散寒，舒筋活络。

【主治】慢性腰肌劳损（风寒痹阻证）。

【来源】中国骨伤，1995，（1）

ᕯ · 双柏散外敷方 · ᕰ

【组成】黄柏20克，侧柏叶10克，大黄10克，泽兰10克，薄荷10克，蜂蜜3毫升。

【制法】前五味研粉，混合均匀后，加蜂蜜，再加适量清水，煮调成糊状，黏稠度适中。

【用法】药膏温度熬制约40℃，找出压痛点，将药膏铺在透气胶布上，药膏厚度约1.5厘米，直径大于压痛区域，敷于压痛处保留4~6小时，每天2次。

【功效】活血除湿，利水消肿。

【主治】慢性腰肌劳损急性发作（水瘀互结证）。

【来源】中国民间疗法，2011，19（10）

第六章　腰椎间盘突出症

腰椎间盘突出症是较为常见的疾患之一，主要是因为腰椎间盘各部分（髓核、纤维环及软骨板），尤其是髓核，有不同程度的退行性改变后，在外力因素的作用下，椎间盘的纤维环破裂，髓核组织从破裂之处突出（或脱出）于后方或椎管内，导致相邻脊神经根遭受刺激或压迫，从而产生腰部疼痛，一侧下肢或双下肢麻木、疼痛等一系列临床症状。腰椎间盘突出症以腰4~5、腰5~骶1发病率最高，约占95%。

本病属于中医"痹证""腰腿痛"和"闪腰岔气"等病范畴。

第一节　内服方

独活寄生汤

【组成】独活10克，桑寄生30克、杜仲30克、牛膝15克、细辛3克、秦艽12克、茯苓15克、肉桂心6克、防风10克、川芎10克、人参10克、甘草10克、当归10克、芍药10克、干地黄15克。

【用法】水煎，每日1剂，口服。

【功效】祛风湿，止痹痛，益肝肾，补气血。

【主治】腰椎间盘突出症（风湿痹阻证）

【来源】《备急千金要方》

附子汤

【组成】附子（炮，去皮，破8片)18克，茯苓9克，人参6克，白术12克，芍药9克。

【用法】水煎，先煎附子1小时后，再煎余药。每日1剂，口服。

【功效】温经散寒。

【主治】腰椎间盘突出症（寒湿痹阻证）。

【来源】《金匮要略》

❧ · 当归拈痛汤 · ❧

【组成】羌活、甘草、茵陈（酒炒）各15克，防风、苍术、当归身、知母（酒洗）、猪苓、泽泻各9克，升麻、白术、黄芩（炒）各3克，葛根、人参、苦参（酒浸）各6克。

【用法】水煎，每日1剂，口服。

【功效】利湿清热，疏风止痛。

【主治】腰椎间盘突出症（湿热阻络证）。

【来源】《医学启源》

❧ · 四妙丸 · ❧

【组成】苍术12克，黄柏12克，牛膝15克，薏苡仁30克。

【用法】水煎，每日1剂，分早晚2次温服。

【功效】清热利湿，强筋壮骨。

【主治】腰椎间盘突出症（湿热阻络证）。

【来源】《成方便读》

❧ · 和营止痛汤 · ❧

【组成】归尾9克，赤芍9克，川芎9克，苏木9克，陈皮9克，制乳香6克，制没药6克，桃仁9克，川断9克，台乌药9克，木通6克，甘草6克。

【用法】水煎，每日1剂，口服。

【功效】活血通络止痛，祛瘀生新。

【主治】腰椎间盘突出症（瘀血阻络证）。

【来源】《伤科补要》

复元活血汤

【组成】柴胡15克，瓜蒌根（天花粉）、当归各9克，红花、甘草、穿山甲（炮）各6克，大黄（酒浸）30克，桃仁（酒浸，去皮尖，研如泥）15克。

【用法】水煎，每日1剂，出现腹泻并痛减后，即可停药。

【功效】活血祛瘀，疏肝通络。

【主治】腰椎间盘突出症急性期（瘀血阻滞证）。

【来源】《医学发明》

阳和汤

【组成】熟地黄50克，鹿角胶（烊化）15克，肉桂4克，干姜5克，麻黄2克，芥子10克，甘草3克。

【用法】水煎，每日1剂，口服。

【功效】温阳补血，散寒通滞。

【主治】陈旧性腰椎间盘突出症（虚寒证）。

【来源】《外科全生集》

大活络丸

【组成】蕲蛇40克，乌梢蛇40克，威灵仙40克，两头尖40克，麻黄40克，贯众40克，甘草40克，羌活40克，肉桂40克，广藿香40克，乌药40克，黄连40克，熟地黄40克，大黄40克，木香40克，沉香40克，细辛20克，赤芍20克，没药（制）20克，丁香20克，乳香（制）20克，僵蚕（炒）20克，天南星（制）20克，青皮20克，骨碎补（烫、去毛）20克，白蔻20克，安息香20克，黄芩20克，香附（醋制）20克，玄参20克，白术（麸炒）20克，防风50克，龟甲（醋淬）40克，葛根30克，虎骨（油酥）30克，当归30克，血竭14克，地龙10克，犀角10克，麝香10克，松香10克，牛黄3克，冰片3克，红参60克，制草乌40克，天麻40克，全蝎40克，何首乌40克。

【制法】以上48味，除麝香、牛黄、冰片外，犀角锉研成细粉，其余蕲蛇等44味粉碎成细粉；将麝香、牛黄、冰片、研细，与上述药粉配研，过筛，混匀。每100克粉末加炼蜜145~155克制成大蜜丸，即得。

【用法】温黄酒或温开水送服。一次1丸，一日1~2次。

【功效】祛风止痛，除湿豁痰，舒筋活络。

【主治】腰椎间盘突出症（风湿瘀阻证）。

【来源】《中华人民共和国卫生部药品标准》

∾·健步强身丸（健步虎潜丸）·∾

【组成】当归、知母、黄柏、秦艽、独活、熟地、炙龟板、白术、白芍、黄芪、补骨脂、杜仲、羌活、锁阳、茯苓、防风、菟丝子各1200克，木瓜、续断、枸杞子、怀牛膝各2400克，川附片300克，人参300克，虎骨300克。

【制法】炼蜜为丸，一丸重9克。

【用法】日服2次，每次1丸。淡盐水或温开水服下。

【功效】补肾健骨，宣痹止痛。

【主治】腰椎间盘突出症（肝肾阴虚、风湿阻络证）。

【来源】《全国中药成药处方集北京方》

壮腰健肾丸

【组成】狗脊（制）205克，金樱子60克，黑老虎根115克，桑寄生（蒸）58克，鸡血藤115克，千斤拔31克，牛大力71克，菟丝子6克，女贞子6克。

【制法】以上9味，取狗脊100克，黑老虎根皮、牛大力、菟丝子、女贞子粉碎成细粉，剩余狗脊、黑老虎根木质部及其鸡血藤等4味加水煎煮2次，第一次4小时，第二次2小时，合并煎液，滤过，滤液浓缩成稠膏，加入上述粉末，混匀，干燥，研细，过筛，混匀。每100克粉末加炼蜜80~100克，制成大蜜丸，即得。

【用法】口服，一次1丸，一日2~3次。

【功效】壮腰健肾，养血，祛风湿。

【主治】腰椎间盘突出症（肾阳虚证）。

【来源】《中国药典》

正骨紫金丹

【组成】丁香、木香、血竭、儿茶、熟大黄、红花各30克，当归头、莲肉、白茯苓、白芍各60克，丹皮15克，甘草9克。

【制法】上述药物共研极细，炼蜜为丸。

【用法】口服，每服9克，童便调下，黄酒亦可。

【功效】行气活血，消肿止痛。

【主治】腰椎间盘突出症（肾阳虚证）。

【来源】《医宗金鉴》

地龙汤

【组成】地龙9克，当归9克，杜仲12克，续断15克，独活9克，香附9克，川芎9克，桃仁9克，制大黄（后下）9克，炙甘草

6克。

【用法】水煎，每日1剂，口服。

【功效】活血化瘀，理气止痛，疏通经络。

【主治】腰椎间盘突出症（血瘀型）。

【来源】福建中医药大学（硕士学位论文），2012

❧·壮骨止痛丸·❧

【组成】制马钱子、威灵仙、五加皮、透骨草、乳香、没药、麻黄、牛膝各50克，黄芪、熟地黄各100克，桂枝30克，地龙、甘草各20克，血竭15克，鹿衔草、骨碎补、桑枝各80克，丹参、木瓜、鸡血藤各60克。

【制法】将上药焙干为细末，炼蜜为丸，每丸9克。（注：制马钱子法见本书第十二章。）

【用法】每次2丸，每日3次，开水送服，30天为1个疗程。

【功效】补正气，强筋骨，通络止痛。

【主治】腰椎间盘突出症（气血亏虚，风寒阻络）。

【来源】陕西中医，2001，22（9）

❧·二甲蜈蚣定痛散·❧

【组成】鳖甲50克，炙山甲50克，土鳖虫10克，全蝎15克，僵蚕20克，红花24克，地龙10克，山慈菇6克，巴戟天6克，制马钱子3克，松针20克。

【制法】上药研末备用。（注：制马钱子法见本书第十二章。）

【用法】每服4克，每日2次。

【功效】化瘀通络，解毒散结，消肿止痛。

【主治】腰椎间盘突出症（瘀血阻络）。

【来源】《平凉市名中医临床经验荟萃》

～· 枳壳甘草汤 ·～

【组成】枳壳10克，当归10克，丹参10克，三棱10克，莪术10克，黑白丑各6克，甘草6克。

【用法】水煎，每日1剂，口服。

【功效】行气活血，化瘀逐水。

【主治】腰椎间盘突出症（气滞血瘀）。

【来源】江苏中医药，2011，43（6）

～· 健芪归附汤 ·～

【组成】黄芪30克，千年健、当归、牛膝、防风、白芍、威灵仙、杜仲、续断、独活、秦艽、菟丝子、锁阳、桂枝各10克，制附片（先煎）、甘草各6克。

【用法】水煎，每日1剂，口服。

【功效】益肾强腰，壮阳祛寒，止痹痛。

【主治】腰椎间盘突出症（肾阳不足，寒邪阻络）。

【来源】《孙达武骨伤科学术经验集》

～· 二鹿汤 ·～

【组成】鹿角10克，鹿衔草30克，淫羊藿30克，炙川乌（先煎）10克，生地黄30克，威灵仙15克，全蝎10克，白术15克。

【加减】偏阳虚者加附子10克、狗脊30克；偏阴虚者加鳖甲20克、石斛30克；挟有痰瘀者加土鳖虫10克、僵蚕10克。

【用法】水煎，每日1剂，口服。

【功效】滋补肝肾，活血通络。

【主治】腰椎间盘突出症（肝肾亏虚证）。

【来源】《杏林传薪——赵和平临床经验与学术思想研究》

❧ · 白芍木瓜汤 · ❧

【组成】白芍、怀牛膝、祁蛇、川断肉、菟丝子、制狗脊各10克，宣木瓜12克，鸡血藤、威灵仙、杜仲各15克，甘草5克。

【用法】水煎，每日1剂，口服。20剂为1个疗程，隔1周后服第2个疗程。

【功效】活血化瘀，消炎止痛，祛风散寒化湿。

【主治】腰椎间盘突出症（肾气不足，外邪侵袭，气血凝涩）。

【来源】实用中医药杂志，2000，16（11）

❧ · 增效乌头汤 · ❧

【组成】制川乌、熟附子各20克（两味先煎1小时），桂枝、白芍、黄芪各30克，麻黄、苍术各20克，川牛膝、红花、当归、地龙、木瓜各15克，细辛6克、炙甘草20克。

【加减】腿麻胀者加薏苡仁、车前子（包煎）；痛处固定，有瘀血者加制乳香、制没药；病久兼见肢体无力者加巴戟天、杜仲。

【用法】水煎，每日1剂，口服。

【功效】温经散寒止痛。

【主治】腰椎间盘突出症（寒湿凝滞证）。

【来源】黑龙江中医药，1995，（4）

❧ · 复方马钱子散 · ❧

【组成】土鳖虫、川牛膝、甘草、麻黄、乳香、没药、全蝎、僵蚕、苍术各720克，生马钱子6000克为一料。

【制法】将生马钱子置铁锅中，加水适量，慢火煮沸，8小时后取出，剥去外皮，切成0.5~1毫米厚之薄片，晾干，炒至呈均匀的棕褐色。乳香、没药置铁锅内，加热，并以灯芯去除油质，烘干。全部药物混合粉碎后过100~120目筛，粗渣再次粉碎，使全部过筛成末。混匀，分装成胶囊，每粒含散剂0.25±0.05克。炮制后马钱子约占总量的40%。

【用法】每晚临睡前服药1次，每次5~10粒，用黄酒30~60毫升加适量白开水送服。不饮酒者可酌减酒量。忌用茶水送服。药量自小量（5粒）开始，每晚增加1粒，至服药后出现腰痛加重或腰背有紧麻感的反应时即不再增量，但服药量最多不宜超过一次10粒。服药后应安静卧床，当晚不宜饮多量开水。连续服药2周为1个疗程。每一个疗程间宜停药2~3天。病情完全缓解后每晚可减服1~2粒，续服2~3周以巩固疗效。服药期间不宜作剧烈运动。

【功效】温经活血，通络止痛。

【主治】腰椎间盘突出症（瘀血阻络）。

【来源】中医杂志，1980，（7）

地龙舒腰汤

【组成】麻黄3克，当归9克，赤芍4.5克，制川乌（先煎）4.5克，制乳没（各）4.5克，广地龙6克，防己12克，威灵仙4.5克，川牛膝4.5克，木瓜4.5克，三七粉（吞）4克。

【用法】水煎。每日1剂，口服。

【功效】散寒止痛，活血通络。

【主治】腰椎间盘突出症（寒痹型）。

【来源】中医文献杂志，1997，（2）

❧ · 补肾健腰汤 · ❧

【组成】党参9克，黄芪9克，当归9克，白芍9克，川芎4.5克，杜仲9克，甜苁蓉9克，怀牛膝9克，川断9克，狗脊9克，秦艽4.5克，千年健4.5克，独活4.5克。

【用法】水煎，每日1剂，口服。

【功效】益火之源，散寒止痛。

【主治】腰椎间盘突出症（肾气不足，气营二亏，筋脉失养）。

【来源】中医文献杂志，1997，（2）

❧ · 益肾定痛汤 · ❧

【组成】补骨脂12克，狗脊12克，续断15克，杜仲15克，杞果12克，桂枝6克，白芍15克，细辛3克，怀牛膝15克，丹参30克，鸡血藤30克，伸筋草30克。

【加减】偏寒者加制草乌（先煎）、制附片（先煎）；偏湿者加苍术、薏苡仁；偏风者加防风、威灵仙；病久痛剧、痰瘀交阻者，加五灵脂、山甲、乳香、没药、全蝎；气虚者加党参、黄芪。

【用法】水煎，每日1剂，口服。2周为1个疗程，连服1~4个疗程。

【功效】补肾化瘀，通络止痛。

【主治】腰椎间盘突出症（肝肾亏虚，瘀血凝滞）。

【来源】中医正骨，2000，12（12）

❧ · 川牛蝎子汤 · ❧

【组成】川断12克，牛膝12克，全蝎6克，防己12克，威灵仙10克，延胡索12克，鸡血藤15克，地金牛12克。

【加减】偏于湿热者，见口干口苦，舌质红，舌苔黄腻，加苍术10克、生苡仁20克、黄柏12克；湿重无热者，见肢体沉重，舌质淡红，舌苔白厚腻，加川木瓜12克、生苡仁30克；下肢麻痹疼痛较甚者加独活12克；夜间疼痛不能入睡者加夜交藤15克；大便秘结者加火麻仁20克或生大黄12克。

【制法】水煎2次，第1次以清水约1500毫升，文火煎取药液约300毫升，第2次以清水约1000毫升，煎取药液约250毫升。

【用法】每日1剂，早晚分2次温服。

【功效】补肾活血，祛风散寒除湿，化瘀通络。

【主治】腰椎间盘突出症（肝肾不足，邪气阻络）。

【来源】广东医学，1999，20（9）

❧ · 腰腿痛1号 · ❧

【组成】桂枝12克，制附子（先煎）12克，川芎20克，党参10克，炒白芍12克，黄芩10克，麻黄10克，防风15克，杏仁10克，防己15克，甘草6克，白术10克，猪苓12克，茯苓30克，牛膝15克，泽泻12克，杜仲15克，红花15克。

【加减】寒重者重用热药，如桂枝、附子、麻黄；风重者重用祛散风邪药，如防风、麻黄、杏仁；湿重者重用去湿健脾药，如防己、茯苓、白术；气虚重用党参；血虚重用炒白芍。急性期重用利湿药，如茯苓、泽泻、猪苓；慢性期和病程长者重用温经兼补药，如党参、桂枝、附子。

【用法】水煎，每日1剂，口服。每个疗程为1个月。一般用半个到两个疗程即可见效。

【功效】温经散寒，祛风除湿，益气养血。

【主治】腰椎间盘突出症（寒湿阻络，气血凝滞）。

【来源】中国农村医学，1985，（5）

～· 通骨神力丸 ·～

【组成】白花蛇90克，全蝎90克，土鳖虫60克，血竭30克，炙穿山甲60克，僵蚕45克，威灵仙30克，川断60克，杜仲60克，熟地70克，麻黄15克，牛蒡子30克，车前子60克。

【制法】粉碎成细粉，过筛，混匀，用水泛丸，干燥分装即得。

【用法】每次6克，每日3次，饭后30分钟温开水送服。

【功效】散寒化湿，活血通络，滋补肝肾。

【主治】腰椎间盘突出症（肝肾不足，寒湿瘀阻）。

【来源】河南中医药学刊，2001，16（4）

～· 五虎散 ·～

【组成】土鳖虫9克，地龙21克，全蝎3克，乌梢蛇9克，穿山甲9克。

【加减】疼痛剧烈，卧床不起煮加乳香、没药、川芎、生地、丹皮；腰痛者加羌活，腿痛者加独活；偏于寒者加制附片、桂枝、当归、川芎；偏于热者（疼痛局部发热）加赤芍、丹皮、川柏；风胜者加麻黄、防风、芥穗；偏于湿者加防己、苍术、云苓；久病体虚者加黄芪、白术、当归；肾阳虚者加补骨脂、杜仲、菟丝子；肾阴虚者加桑寄生、枸杞、熟地。

【制法】上方水煎或焙干研末制成散剂。

【用法】急性发作期用汤剂日服1剂，早晚各1次；恢复期用散剂，日服2次，每次3~4克，酒兑服。

【功效】活血化瘀，舒筋通络。

【主治】腰椎间盘突出症（瘀血阻络）。

【来源】湖南中医杂志，1989，（3）

⌘ 海马全蝎汤 ⌘

【组成】海马10克，全蝎3克，炙土鳖虫10克，牛膝10克，炮山甲10克，木瓜15克，蜈蚣2条。

【加减】腰痛如刺，痛有定处，疼痛拒按，舌质紫暗，脉弦紧或涩者，加三棱10克、莪术10克；腰腿冷痛重着，受寒及阴雨加重，肢体发凉，舌质淡，苔白或腻，脉沉紧或濡缓者，加炙川乌（先煎）6克、独活10克；腰腿疼痛、乏力，痛处伴有热感，恶热口渴，小便短赤，脉濡数或弦数者，加川柏10克、萆薢10克；腰酸痛，腿膝乏力，劳累更甚，手足不温，少气懒言，舌质淡，脉沉细者，加淫羊藿15克、巴戟天15克。

【用法】水煎。每日1剂，口服。

【功效】补肾壮腰，通痹止痛。

【主治】腰椎间盘突出症（肝肾不足，血脉痹阻）。

【来源】中国骨伤，1998，11（1）

⌘ 洪时清腰腿痛方 ⌘

【组成】桃仁10克，红花6克，生白芍20克，当归10克，党参15克，酒延胡索20克，伸筋草15克，双钩藤（后下）20克，炒地龙10克，千年健15克，川牛膝10克，海风藤15克，细辛3克，徐长卿10克，炒杜仲10克，豨莶草15克，生甘草3克。

【用法】水煎，每日1剂，口服。

【功效】活血祛瘀，通络止痛。

【主治】腰椎间盘突出症（气滞血瘀证）。

【来源】《婺州名老中医医案集》

⌘ 梁氏乌蛇防风汤 ⌘

【组成】乌梢蛇10克，防风10克，老鹳草15克，细辛3克，制川、草乌（均先煎）各10克，白芍12克，荆芥15克，熟地12克，肉桂（后下）3克，全蝎4克，独活15克，甘草5克。

【加减】疼痛甚，部位固定，加川芎6克、莪术10克；麻疼俱现，加桂枝6克、秦艽12克、鸡血藤15克、防己12克、威灵仙12克；腰膝酸软，加牛膝12克、骨碎补15克、桑寄生15克；寒痛明显，加当归15克、制附子（先煎）10克。

【制法】上药加水1500毫升煎至500毫升，取汁备用。

【用法】内服，每日2次。

【功效】祛风散寒，燥湿散瘀。

【主治】腰椎间盘突出症（风寒阻络，血脉凝滞）。

【来源】甘肃中医，2001，（2）

∙ 何天有经验方1 ∙

【组成】当归10克，桃仁10克，红花10克，川芎10克，白芍10克，川牛膝10克，乳香10克，没药10克，香附10克，威灵仙10克，秦艽10克，地龙10克，三七粉10克。

【用法】水煎，每日1剂，口服。

【功效】活血化瘀。

【主治】腰椎间盘突出症急性期（瘀血阻络证）。

【来源】《何天有验方验案集》

∙ 何天有经验方2 ∙

【组成】川断10克，杜仲10克，怀牛膝10克，桑寄生20克，延胡索10克，三七粉10克，狗脊10克，千年健10克，鸡血藤20克，伸筋草20克，地龙10克，川芎10克，白芍10克，独活10克，络石藤20克，炙甘草6克。

【加减】肾阳虚证，加制附子、肉桂；肾阴虚证，加龟甲胶；寒湿证，加制川乌、细辛；湿热证，合四妙丸，即黄柏、苍术、牛膝、薏苡仁；下肢麻木重者，加木瓜。

【用法】水煎，每日1剂，口服。

【功效】益肾健骨，通络止痛。

【主治】腰椎间盘突出症缓解期（瘀血阻络证）。

【来源】《何天有验方验案集》

❦·耿呈祥经验方1·❧

【组成】制草乌（先煎）3克，当归9克，虎杖根12克，炙甘草9克，寄生12克，制狗脊9克，独活6克，补骨脂9克，参三七粉（吞）1.5克，党参12克，黄芪15克，熟地12克。

【用法】水煎，每日1剂，口服。

【功效】益气养血，补益肝肾，祛风活血止痛。

【主治】腰椎间盘突出症（正虚邪实证）。

【来源】《耿呈祥老中医经验方实录》

❦·耿呈祥经验方2·❧

【组成】制草乌（先煎）4.5克，怀牛膝9克，当归9克，磁石30克，独活5克，秦艽5克，追地风9克，木瓜6克，红花3克，炙草3克，桑枝12克，络石藤12克。

【用法】水煎，每日1剂，口服。

【功效】活血祛瘀，舒筋活络。

【主治】腰椎间盘突出症（瘀血阻络证）。

【来源】《耿呈祥老中医经验方实录》

第二节 外用方

ᨛ· 通痹药袋 ·ᨛ

【组成】制川乌30克，制草乌30克，赤芍20克，桂枝20克，天南星60克，川芎30克，红花15克，乳香30克，没药30克，当归30克，独活30克，威灵仙60克，透骨草20克，杜仲20克。

【制法】上药加入250克醋和100克白酒，放至铁锅内炒干，然后把药装入提前缝制的透气性好的白布口袋内。

【用法】趁热放在患处，每次热敷45分钟，第二次热敷时将药袋放至蒸笼里蒸20分钟，取出后趁热敷患处，一日2次。为防止散热快，可在药袋上放暖水袋。每疗程10天，2个药袋为1个疗程，治疗3个疗程。

【功效】温经散寒，通络止痛，活血化瘀，除湿涤痰。

【主治】腰椎间盘突出症（寒邪阻络，血脉痹阻）。

【来源】《平凉市名中医临床经验荟萃》

ᨛ· 灵仙痛消散 ·ᨛ

【组成】威灵仙20克，生马钱子10克，薪蛇15克，生川乌10克，生草乌10克，制附片10克，肉桂10克，独活10克，木瓜20克，艾叶10克，白芥子10克，川草薢20克，寻骨风10克，伸筋草10克，土鳖虫10克，三棱15克，莪术15克，炒杜仲20克，丁香10克，细辛20克，冰片10克。

【制法】将冰片另放，研末；其余各药混合，打粉，过100目筛；将冰片与各药粉混合均匀；以消毒、透气布袋分装，每袋装量80克，大小为18厘米×12厘米，外层以塑料袋密封包装。

【用法】热熨。将药物放于患处，上敷热水袋加热，外层包裹棉织品保暖，每日2次，每次30分钟。药袋用后宜存放在密闭的塑料袋内，每袋可连续使用5~7日。

【功效】活血通络，祛风止痛，化痰软坚。

【主治】腰椎间盘突出症（风寒痹阻，血脉不通）。

【来源】中国药业，2000，9（8）

·狗皮膏·

【组成】生川乌80克，生草乌40克，羌活20克，独活20克，青风藤30克，香加皮30克，防风30克，威灵仙30克，苍术20克，蛇床子20克，麻黄30克，高良姜9克，小茴香20克，官桂10克，当归20克，赤芍30克，木瓜30克，苏木30克，大黄30克，油松节30克，续断40克，川芎30克，白芷30克，乳香34克，没药34克，冰片17克，樟脑34克，丁香17克，肉桂11克。

【制法】上29味，乳香、没药、丁香、肉桂分别粉碎成粉末，与樟脑、冰片粉末配研，过筛，混匀；其余生川乌等23味酌予碎断，与食用植物油3495克同置锅内炸枯，去渣，滤过，炼至滴水成珠。另取红丹1040~1140克，加入油内，搅匀，收膏，将膏浸泡于水中。取膏，用文火熔化，加入上述粉末，搅匀，分摊于兽皮或布上，即得。

【用法】外用，用生姜擦净患处皮肤，将膏药加温软化，贴于患处或穴位。

【功效】祛风散寒，活血止痛。

【主治】腰椎间盘突出症（风寒湿阻，气滞血瘀）。

【来源】《中国药典》

❧ · 中草药熏蒸方 · ❧

【组成】生川乌30克，生草乌30克，马钱子20克，川芎30克，当归30克，红花20克，细辛20克，杜仲30克，续断30克，桑寄生30克，威灵仙30克，伸筋草30克，桂枝30克，牛膝30克，秦艽30克，独活30克，苍术30克，鸡血藤30克。

【制法】每剂药煎煮熏蒸2次。

【用法】将上药全部放入熏蒸机煮药锅内，加入中药量的3倍之冷水，浸泡15分钟，接通电源煮药。待药液煮沸，汽箱内温度达到40℃时，让病人脱去衣裤，进入汽箱内躺好，头部伸出软罩外，将盖板盖好，扎好颈圈，关闭汽箱门，开始熏蒸治疗，汽箱内温度控制在38~42℃，每次治疗30~40分钟。熏蒸后让病人用浴巾擦干全身，更衣，卧床休息，保暖避风。每日1次，10天为1个疗程，休息3~4天，根据病情确定下一个疗程。

【功效】温经散寒，通络止痛。

【主治】腰椎间盘突出症（风寒瘀阻证）。

【来源】国医论坛，1997，12（2）

❧ · 中药塌渍方 · ❧

【组成】羌活、独活各30克，秦艽20克，威灵仙30克，制川乌20克，制草乌20克，桂枝50克，海风藤50克，青风藤50克，乳香、没药各40克，细辛10克，当归30克，川芎30克，赤芍20克，桃仁20克，红花20克，地龙30克，土鳖虫20克，雷公藤20克。

【制法】上药粉碎成粗面，装入布袋中，每袋重250克，备用。

【用法】取上药袋1个，用温水浸泡5分钟，用手挤去水，用毛巾包好，放入电饭煲或恒温水箱中蒸热15分钟，先把毛巾取出，稍凉，放于腰部，然后将药包放于毛巾上，外用塑料布盖好，以防热量散发，每次30分钟，每日1次，每袋药可用3~5天。

【功效】温经活血定痛。

【主治】腰椎间盘突出症（寒凝血瘀证）。

【来源】《杏林传薪——赵和平临床经验与学术思想研究》

❧ 701跌打镇痛膏 ❧

【组成】土鳖虫48克，生草乌48克，马钱子48克，大黄48克，降香48克，两面针48克，黄芩48克，黄柏48克，虎杖15克，冰片24克，薄荷素油30克，樟脑60克，水杨酸甲酯60克，薄荷脑30克。

【制法】以上14味，马钱子炒后与土鳖虫、生草乌、大黄、降香、两面针、黄芩、黄柏、虎杖粉碎成细粉，将冰片、薄荷素油、樟脑、水杨酸甲酯、薄荷脑等混合，得混合油料；另加0.7~0.9倍重的由橡胶、松香等组成的基质与上述的细粉、混合油料制成涂料，进行涂膏、切断、盖衬、切块，即得。

【用法】外用，贴患处。

【功效】活血止痛，散瘀消肿，祛风胜湿。

【主治】腰椎间盘突出症（瘀血阻络证）。

【来源】《中华人民共和国药典》

❧ 活血定痛膏 ❧

【组成】生川乌60克，生草乌60克，生半夏60克，土鳖虫60克，三七30克，山栀子60克，骨碎补60克，丁香30克，白胡椒30克，细辛45克，丹参45克，生乳香45克，生没药45克，血竭30克，儿茶30克，冰片30克，续断60克，红花45克，当归45克，杜仲60克，香油2000克，黄丹750克。

【制法】按照传统膏药熬制法制成成品。

【用法】外贴椎间盘突出之腰椎处，每3天换药1次，1个月为1个疗程。

【功效】温经、活血，定痛。

【主治】腰椎间盘突出症（瘀血阻络证）。

【来源】《杏林传薪——赵和平临床经验与学术思想研究》

～· 杨氏消肿止痛膏 ·～

【组成】麝香，梅片，全蝎，硇砂，血竭，三七，三棱，莪术，制南星，白芷，东丹，麻油。

【制法】先将三七、三棱、莪术放入麻油中浸泡3天，然后放在煤火上炼制，待炸成焦黄色即可去渣下丹，再离火放入麝香、梅片、全蝎、硇砂、血竭等药（均为细末）和匀成膏。

【用法】将膏药摊敷于红布中央成长方形，每张大号膏药净重40克，小号膏药净重20克。治疗时将大号膏药贴敷于椎体突出部位，小号膏药贴敷于承山、委中、环跳等穴，每3日更换1次。夏季沐浴后再贴。一般1个月为1个疗程。此间应相对卧床休息，避免久坐、久立或负重，并忌食羊肉、海货等。

【功效】活血消肿，祛瘀通络，解痉止痛。

【主治】腰椎间盘突出症（气滞血瘀证）。

【来源】江苏中医，1994，15（9）

第七章 腰椎骨质增生

腰椎骨质增生是中老年常见病和多发病，又称腰椎退行性变、肥大性脊椎炎等。主要是因为随着年龄的增长，机体组织细胞生理功能逐渐衰退，椎骨、关节退化，关节边缘和软骨下区有新骨产生，形成骨刺或骨质增生。本病多见于中老年人，以腰部僵硬、疼痛为主要临床表现，严重者可伴有下肢麻木、放射痛等。

本病在中医学中归属于"痹证""腰痛"等范畴，其病机以肝肾不足为本，寒湿瘀血阻络为标，系本虚标实之证。

第一节 内服方

⌐ 木瓜牡蛎汤 ⌐

【组成】木瓜30克，牡蛎30克，当归15克，白芍15克，桑寄生15克，独活15克，鸡血藤30克，透骨草15克，威灵仙15克，乌梢蛇15克，牛膝15克，狗脊20克，骨碎补15克，甘草10克。

【加减】寒重者加制川乌15克（先煎），细辛10克；湿重者加防己15克、苍术15克、黄芪20克；偏肾阴虚者加枣皮15克、熟地15克；偏阳虚者加淫羊藿10克、杜仲15克、菟丝子10克；疼痛较重者加全蝎10克。

【用法】水煎服，每日1剂，每日3次。

【功效】活血通络止，补血养肝益骨。

【主治】腰椎骨质增生（肝肾不足，气滞血瘀，痰瘀互结）。

【来源】云南中医中药杂志，2013，34（11）

～ஃ· 壮骨如神汤 ·ஃ～

【组成】鹿角胶10克，乌梢蛇6克，丹参15克，当归15克，黄芪15克，鸡血藤15克，威灵仙10克，豨莶草15克，牛膝15克，杜仲15克，狗脊10克，葛根12克。

【用法】水煎，每天1剂，早晚2次内服。

【功效】补肾壮骨，祛风除湿，通络止痛。

【主治】腰椎骨质增生（肝肾亏虚，风湿痹阻）。

【来源】中医药导报，2009，15（5）

～ஃ· 抑骨质增生汤 ·ஃ～

【组成】黄芪30克，党参15克，白术15克，当归20克，桃仁15克，红花15克，川芎15克，三棱15克，莪术15克，乳香15克，没药15克，白芥子15克，皂角刺15克，枳实15克，桑寄生20克。

【用法】水煎每天1剂，早晚2次内服，10天为1个疗程，连续治疗3个疗程。

【功效】益气活血，通络止痛。

【主治】腰椎骨质增生（气虚，痰瘀互结）。

【来源】中医药信息，2017，34（4）

～ஃ· 独活寄生汤加味 ·ஃ～

【组成】独活、桑寄生、熟地黄、当归、芍药、牛膝、防风、川芎各15克，土鳖虫15克，蜣螂虫15克，狗脊、巴戟天、淫羊藿、杜仲、地龙、黄芪、鸡血藤各30克，山甲粉、全蝎粉各1.5克（冲服）。

【用法】水煎，口服，每日1剂；并将药渣水热敷于患者腰椎部，每日2次，疗程为1个月。

【功效】补益肝肾，强壮筋，通经络。

【主治】腰椎骨质增生（肝肾亏虚，筋骨失养，气血瘀滞）。

【来源】中医临床研究，2015，7（6）

·三甲抗增消刺汤·

【组成】穿山甲10克，鳖甲24克，龟板24克，地龙10克，乌梢蛇6克，透骨草20克，皂刺10克，苏木10克，三棱10克，没药6克，仙茅10克，淫羊藿10克，杜仲10克，狗脊10克，巴戟天10克，菟丝子12克，骨碎补12克，怀牛膝12克。

【用法】水煎，每日1剂，口服。药渣加入食醋200毫升，文火煎熬，蒸发去水分后，乘热装入布袋敷腰部，每日1次。

【功效】调补肝肾，温经散寒，逐瘀通络。

【主治】腰椎骨质增生（肝肾不足，气滞血瘀）。

【来源】中国中医药科技，2014，21（3）

·补肾壮骨丸·

【组成】熟地黄300克，鹿衔草200克，骨碎补200克，肉苁蓉200克，淫羊藿200克，鸡血藤200克，莱菔子100克。

【制法】先将熟地黄、肉苁蓉干燥研细面备用，次取鹿衔草、骨碎补、淫羊藿、鸡血藤、莱菔子，水煎煮后滤液缩成流浸膏加适量蜂蜜（炼），再加入地黄、肉苁蓉细面调匀做成药丸，重3克。

【用法】每次服用2丸（6克），日服3次。

【功效】补肾生髓，活血止痛。

【主治】腰椎骨质增生（肝肾不足，寒湿外袭）。

【来源】中国卫生产业，2013，10（5）

❧ · 腰椎骨痹汤 · ❧

【组成】独活、续断、杜仲各10克，桑寄生30克，威灵仙10克，熟地30克，当归、枣皮、丹皮各10克，白芍20克，鸡血藤、千年健各15克。

【加减】疼痛较重者加延胡索；伴有下肢疼痛麻木者加地龙、蜈蚣；遇冷疼痛加重者加肉桂；有化热表现者加黄柏。

【用法】水煎，每日1剂，口服。

【功效】逐瘀祛风，散寒化湿，补益肝肾。

【主治】腰椎骨质增生（肝肾不足，寒湿阻络）。

【来源】中国民族民间医药，2009，18（1）

❧ · 肾着汤 · ❧

【组成】干姜、茯苓各20克，白术、苍术、甘草各10克。

【用法】水煎2次，每次取150毫升，混合后分2次温服，每日1剂，7天为1个疗程，治疗共3个疗程。

【功效】培土和中，燥湿健脾。

【主治】腰椎骨质增生（寒湿痹阻）。

【来源】浙江中医杂志，2018，53（7）

❧ · 加味骨碎补散 · ❧

【组成】骨碎补15克，牛膝12克，当归15克，桃仁10克，桂枝10克，海桐皮15克，草薢15克，槟榔15克，赤芍药15克，制附子（先煎）9克，川芎15克，枳壳10克，生姜5克，大枣3枚，金毛狗脊10克，桑枝10克。

【用法】水煎，每日1剂，口服。连续治疗2周为1个疗程，共治疗2个疗程。

【功效】补肾壮骨，活血通络，化瘀止痛。

【主治】腰椎骨质增生（肝肾亏虚，气血不通）。

【来源】中西医结合心血管病，2015，3（30）

·ᴥ· 董加萍补肾壮骨汤 ·ᴥ·

【组成】生地黄15克，熟地黄15克，山茱萸10克，山药30克，茯苓15克，牡丹皮10克，没药10克，泽泻10克，鸡血藤30克，补骨脂10克，牛膝10克，菟丝子30克，川续断10克，杜仲15克，土鳖虫10克。

【加减】两下肢麻木加伸筋草30克、路路通20克；瘀血较重、舌质紫暗、疼痛较甚加红花10克。

【用法】上药加水600~800毫升，浸泡30分钟，文火煎至300毫升，二煎加水500毫升，煎至300毫升，药液混合早晚2次分服。

【功效】补肾壮骨，养肝舒筋，逐瘀通络。

【主治】腰椎骨质增生（肝肾不足，经脉不通）。

【来源】山东中医药大学学报，2005（6）

·ᴥ· 补肾立安汤 ·ᴥ·

【组成】补骨脂20克，续断20克，杜仲15克，木瓜10克，草薢20克，延胡索20克，当归20克，鸡血藤15克，桑寄生20克，牛膝15克，白芍20克，山茱萸15克，威灵仙15克，地龙5克，甘草10克。

【用法】水煎取汁200毫升，每日1剂，每次100毫升，每日2次，口服。连续治疗4周为1个疗程。

【功效】补肾填精，活血化瘀，通络止痛。

【主治】腰椎骨质增生（肝肾不足，血脉瘀滞）。

【来源】中西医结合心血管病电子杂志，2015，3（27）

彭志华骨刺灵汤

【组成】川芎5克，生甘草5克，土鳖虫5克，红花5克，桃仁10克，赤芍10克，地龙10克，乌梢蛇10克，三棱10克，莪术10克，当归15克，鸡血藤15克，生地黄15克，威灵仙15克，丹参15克。

【用法】水煎服，每日1剂，分2次口服。

【功效】舒筋活血，补肾益肝，祛风镇痛。

【主治】腰椎骨质增生（风寒湿邪痹阻经络）。

【来源】云南中医中药杂志，2015，36（8）

木瓜芍药汤

【组成】木瓜15克，灵仙15克，白芍60克，鸡血藤20克，杜仲20克，川断20克，狗脊15克，申姜15克，延胡索20克，伸筋草15克，全蝎5克，乌蛇10克，薏苡仁30克，川牛膝15克，黄柏15克，苍术10克，秦艽20克，天麻15克，甘草10克。

【加减】湿热甚者加防己15克、知母15克；寒湿甚者去黄柏加炙麻黄10克、炙川乌（先煎）6克、炙草乌（先煎）6克。

【用法】水煎去渣，药液300毫升，分3次服，每日1剂，10剂为1个疗程。

【功效】祛风除湿，通络止痛。

【主治】腰椎骨质增生（风湿痹阻，经络不通）。

【来源】河北医学，2015，21（6）

咎世永骨刺灵汤

【组成】桃仁10克，红花5克，当归15克，生地黄15克，川芎5克，赤芍10克，三棱10克，莪术10克，鸡血藤15克，丹参15克，威灵仙15克，地龙10克，土鳖虫5克，乌梢蛇10克，生甘草5克。

【用法】水煎服，每日1剂。治疗4周为1个疗程。

【功效】温阳驱寒，蠲痹镇痛。

【主治】腰椎骨质增生（寒邪闭阻，筋脉失养）。

【来源】中国处方药，2014，12（12）

消刺定痛汤

【组成】杜仲12克，川断12克，申姜15克，狗脊15克，木瓜15克，鸡血藤20克，延胡索20克，独活20克，威灵仙20克，牛膝15克，寄生12克，当归20克，甘草10克，乳香10克，没药10克，地龙15克。

【加减】疼痛严重者可酌加全蝎、蜈蚣。

【用法】每日1剂，水煎服，妇女月经期暂停服药，1个月为1个疗程。

【功效】补肝肾，祛风湿，通经络。

【主治】腰椎骨质增生（肝肾不足，风湿外袭，经络不通）。

【来源】内蒙古中医药，2011，30（18）

补肾活血通络汤

【组成】熟地15克，补骨脂10克，川芎10克，狗脊10克，杜仲10克，肉苁蓉10克，巴戟天6克，菟丝子10克，桑寄生15克，全当归10克，白芍10克，牛膝15克，鸡血藤30克，威灵仙15克，独活15克，嫩桑枝10克，淡附片（先煎）6克，全蝎10克。

【用法】上药文火久煎，每日1剂，分2次温服，10剂为1个疗程。

【功效】补益肝肾，活血通络。

【主治】腰椎骨质增生（肝肾亏虚，气血不畅）。

【来源】河北医学，2010，16（1）

调和营卫汤

【组成】党参20克，黄芪20克，当归20克，白芍20克，穿破石20克，千斤拔20克，牛膝15克，透骨草15克，威灵仙20克，杜仲15克，淫羊藿10克，炙甘草10克。

【加减】阴寒内盛，腰部冷痛者，加制川乌（先煎）10克、小茴香15克；湿气偏盛，腰部重着者，加苡仁30克、车前子15克；风邪偏盛，游走疼痛加防风15克、独活12克；失眠多梦者，加炒枣仁12克、珍珠母20克；大便秘结者，加苁蓉15克、生首乌15克、火麻仁20克。

【用法】水煎，每日1剂，早晚2次口服。

【功效】调和营卫，活血通络止痛。

【主治】腰椎骨质增生（营卫不和，经络不通）。

【来源】广西中医学院学报，2000，（1）

治东海白水侯所奏方加减

【组成】桔梗10克，牛膝20克，续断20克，防风10克，远志10克，杜仲15克，赤石脂10克，黄柏10克，肉苁蓉20克，黑附片10克，山药20克，山茱萸15克，熟地黄10克，仙茅10克，淫羊藿10克。

【用法】黑附片先煎30分钟，与其他药物混合后再煎30分钟为第一煎，加水后再煎30分钟为第二煎，两煎混合均匀约400毫升。早、晚分服每日1剂。

【功效】补肝肾，强筋骨，祛风湿。

【主治】腰椎骨质增生（肝肾不足，寒湿阻络）。

【来源】中医研究，2017，30（10）

⁓·李兰波经验方·⁓

【组成】当归、红花各10克，川芎、川牛膝、狗脊、续断、桑寄生各15克，土鳖虫、甘草各6克。

【加减】疼痛重者加独活10克，制川、草乌（均久煎）各6克；麻木者加全蝎粉3克。

【用法】上药文火久煎，每日1剂，分2次温服，15天为1个疗程。

【功效】补肾活血。

【主治】腰椎骨质增生（肾虚络阻）。

【来源】中医外治杂志，2000，（2）

⁓·严天顺经验方·⁓

【组成】白芍50克，甘草12克，威灵仙15克，鸡血藤30克，木瓜15克，川牛膝25克，没药10克，独活12克，杜仲、续断、菟丝子、骨碎补、狗脊、肉苁蓉各10克。

【用法】水煎，每日1剂，口服。

【功效】补肾活血，祛风除湿，通络止痛。

【主治】腰椎骨质增生（肝肾不足，营卫两亏）。

【来源】河南中医，2005（1）

⁓·李学锋经验方·⁓

【组成】杜仲15克，川断30克，川、怀牛膝各30克，川地龙

30克，川木瓜15克，党参15克，白术15克，黄芪30克，陈皮15克，当归15克，三七粉10克，云苓30克，甘草10克，姜枣引。

【加减】血虚者加大当归量，并加丹参；气虚者加大量党参；疼痛重拘挛不敢伸者加制川草乌6~10克，久煎，酌配乌销蛇或白花蛇；麻木、湿邪困重者加大木瓜用量或配木防己，独活等；有热者加丹皮、黄柏。

【用法】每日1剂，水煎取汁300ml，分2次服，10天为1个疗程，疗程结束后间隔2~3天，续服下一疗程。

【功效】益气健脾，补肾活血。

【主治】腰椎骨质增生（脾肾虚损，气血不畅）。

【来源】光明中医，2008（4）

❀ 段泽民经验方 ❀

【组成】独活20克，延胡索20克，鸡血藤20克，威灵仙20克，当归20克，木瓜15克，狗脊15克，申姜15克，牛膝15克，地龙15克，杜仲12克，川断12克，桑寄生12克，乳香10克，没药10克，甘草10克。

【用法】以上药物水煎取汁400毫升，分2次每日早晚温服，每日1剂，4周为1个疗程。

【功效】补肝肾，活血化瘀，舒经活络。

【主治】腰椎骨质增生（肝肾亏虚，气血瘀滞）。

【来源】中医临床研究，2014，6（22）

❀ 崔庆奎经验方 ❀

【组成】桂枝10克，炙甘草10克，白芍30克，威灵仙30克，杜仲15克，狗脊15克，桑寄生30克，补骨脂15克，葛根30克。

【用法】水煎，每日1剂，口服。

【功效】活血通络、补益肝肾。

【主治】腰椎骨质增生（营卫虚滞，脉络不通）。

【来源】中医临床研究，2013，5（12）

·戴立品经验方·

【组成】独活10克，丹参20克，杜仲15克，熟地30克，骨碎补10克，寄生20克，黄芪30克，鸡血藤30克，当归10克，牛膝10克，续断15克，威灵仙10克，淫羊藿20克，川木瓜20克。

【用法】上药加水4碗，文火煎至1碗，临睡前内服，药渣用来热敷患处或再煎水熏洗患处。

【功效】舒经通络，温经止痛。

【主治】腰椎骨质增生（寒凝经脉，气血闭阻）。

【来源】中国实用医药，2008，（29）

·翟大勇经验方·

【组成】全蝎、山甲、甘草各6克，地龙、白芍各12克。

【加减】风痛者加独活、葛根各20克；寒痛加制附子9克；湿痛加薏苡仁30克。偏湿热者加土茯苓20克，水牛角、白术各30克；脾胃气虚加黄芪、白术各30克；脾胃阴虚加石斛20克合叶氏养胃汤；肝肾亏虚合独活寄生汤。

【用法】水煎，每天1剂，口服，10天为1个疗程。

【功效】扶正祛邪，标本兼治。

【主治】腰椎骨质增生（体虚湿盛，经脉闭阻）。

【来源】陕西中医，2002，（3）

❧ · 徐端经验方 · ❧

【组成】当归36克，防风36克，土鳖虫36克，广血竭36克，鹿衔草36克，乌梢蛇60克，威灵仙72克。

【用法】将上药共研细末，装瓶备用，日服2次，每次3克，温开水送服。1料药为1个疗程，连服2个疗程。

【功效】补肾壮骨，散寒祛瘀止痛。

【主治】腰椎骨质增生（肝肾亏虚，风湿阻络）。

【来源】国医论坛，2012，27（6）

第二节　外用方

❧ · 灵仙膏 · ❧

【组成】威灵仙60克，生川乌、生草乌、生马钱子、麻黄、延胡索、鹿衔草各30克，细辛15克，肉桂8克，蜈蚣15克，全蝎、乳香、没药、骨碎补各20克，土鳖虫15克，麝香少许。

【制法】生马钱子放在凉水中浸泡5~7日，每日换水1次，然后刮除外皮，切薄片晾干。上药共研细粉，按黑膏药传统熬制法制成每贴重30克、内含生药12克的灵仙膏药。

【用法】小火温烤后敷贴患处。10日换药1次，3次为1个疗程。

【功效】活血化瘀，舒经活络。

【主治】腰椎骨质增生（瘀血闭阻不通）。

【来源】中国卫生产业，2013，10（5）

第八章　第三腰椎横突综合征

第三腰椎横突综合征又称腰椎横突间综合征。本病好发于青壮年体力劳动者。主要临床表现为腰部疼痛，疼痛性质一般是牵扯样，也有呈酸痛状，往往于久坐久站或晨起后加重，病重者可沿大腿向下放射，同时于第三腰椎横突尖端有明显压痛。

第三腰椎横突综合征属于中医学"痹证""腰痛"范畴。

第一节　内服方

· 桃红四物汤 ·

【组成】桃仁15克，红花10克，当归20克，川芎20克，赤芍10克，生地黄12克。

【用法】每日1剂，水煎，分早晚2次分服。

【功效】养血活血。

【主治】第三腰椎横突综合征（瘀血痹阻证）。

【来源】中医药导报，2016，22（21）

· 肾著汤加减 ·

【组成】干姜30克，白术15克，云苓30克，生甘草10克。

【加减】腰膝酸软者加桑寄生15克、杜仲15克、狗脊15克、萆薢15克；伴腹泻、舌淡胖者加苍术15克、炒薏米30克；女性患者伴带下清稀者加芡实15克、白果15克；疼痛日久表现为刺痛较剧者加乳香10克、没药10克。

【用法】每天1剂，加水800毫升，1次煎成400毫升，分2次温服，5天为1个疗程，连服1~3个疗程。

【功效】祛寒除湿。

【主治】第三腰椎横突综合征（寒湿证）。

【来源】河南医学研究，2016，25（6）

杜仲腰痛丸

【组成】岷当归、大牛膝、杜仲、槲寄生、炒狗脊、广木香、川芎、赤芍、醋延胡索、土鳖虫、桃仁、乳香、明没药、酒萸肉、西红花、生甘草、参三七各等份。

【制法】以传统方法粉碎后制成水丸。

【用法】口服，饭后30分钟服用，每次10克，每日2次。

【功效】补益肝肾，活血化瘀，疏通经络。

【主治】第三腰椎横突综合征（血虚瘀滞证）。

【来源】甘肃科技，2020，（6）

活血化瘀方

【组成】川芎10克，丹参10克，葶苈子20克，桃仁15克，赤芍15克，黄芪10克，红花10克，当归20克，延胡索15克，赤芍10克。

【用法】每日1剂，用水煎至200毫升，每天分2次服用。

【功效】活血化瘀，祛寒舒筋，利水消肿。

【主治】第三腰椎横突综合征（瘀血阻络证）。

【来源】中国中医急症，2017，（7）

和营止痛汤

【组成】赤芍9克，归尾9克，川芎6克，苏木6克，陈皮6克，桃仁6克，续断12克，乌药9克，乳香6克，没药6克，木通6克，甘草6克。

【用法】每日1剂，分2次煎服。

【功效】行气止痛，活血化瘀。

【主治】第三腰椎横突综合征（气滞血瘀证）。

【来源】《骨伤科中西医诊疗套餐》

独活寄生汤加减

【组成】独活10克，桑寄生15克，熟地黄20克，盐杜仲12克，川牛膝12克，细辛6克，秦艽12克，肉桂心10克，防风10克，川芎10克，酒当归10克，白芍15克，五灵脂10克，土鳖虫10克。

【用法】每日1剂，水煎服。

【功效】祛风湿，止痹痛，益肝肾，补气血。

【主治】第三腰椎横突综合征（肝肾不足，寒湿内侵）。

【来源】内蒙古中医药，2011，（10）

强腰活络汤

【组成】黄芪60克，桂枝15克，当归12克，党参20克，乳香10克，没药10克，羌活10克，白芍18克，甘草6克，生姜8克，秦艽10克。

【加减】肿胀明显加土鳖虫、地龙；疼痛较剧加延胡索、木香；肾虚加桑寄生、狗脊、杜仲；下肢反射痛加牛膝。

【用法】每日1剂，分2次煎服。

【功效】益气活血，祛风散寒除湿。

【主治】第三腰椎横突综合征（气虚营伤，邪气内侵）。

【来源】江苏中医药，2004，25（3）

·地龙散·

【组成】地龙12克，当归尾、苏木、桃仁、肉桂各10克，麻黄、黄柏各8克。

【加减】外伤后腰痛剧烈、活动明显受限者，去肉桂，加乳香、没药各6克；腰部沉僵酸痛、活动不利者，加薏苡仁3克，苍术8克，伸筋草20克；第三腰椎横突末端有痛性结节者，加三棱10克，丹参15克；寒冷天气痛甚者，加加细辛6克；痛引下肢者加牛膝10克。

【用法】每日1剂，水煎服。

【功效】活血化瘀，温经通络。

【主治】第三腰椎横突综合征（瘀血痹阻证）。

【来源】河南中医，2006，26（7）

·四藤汤·

【组成】安痛藤15克，海风藤10克，络石藤10克，鸡血藤10克，鹿衔草10克，白芍24克，骨碎补10克，独活10克，杜仲10克，蜈蚣1条，生甘草6克。

【用法】水煎，每日1剂，口服。1个月为1个疗程。

【功效】祛风通络，壮腰健肾，祛瘀止痛。

【主治】第三腰椎横突综合征（肾虚血瘀，寒湿内侵）。

【来源】四川中医，2009，27（2）

·逍遥散加减·

【组成】当归10克，白芍15克，柴胡6克，茯苓12克，白术

12克，炙甘草6克，生姜3片，薄荷6克，防己6克，桑寄生15克，杜仲10克，红花6克。

【加减】寒甚者，加炮附子（先煎）6克；湿重者，加苍术12克、苡米20克。

【用法】每日1剂，水煎至300毫升，早晚分2次服用，每次150毫升。

【功效】疏肝健脾。

【主治】第三腰椎横突综合征（肝脾不和证）。

【来源】辽宁中医药大学学报，2014，16（6）

骨质增生丸

【组成】熟地30克，肉苁蓉20克，鹿衔草20克，骨碎补20克，淫羊藿20克，鸡血藤20克，莱菔子20克。

【用法】将上述药物共研为细末，炼蜜为丸，2.5克一丸，一次2丸，每天2~3次。

【功效】补骨生髓，活血止痛。

【主治】第三腰椎横突综合征（肾虚血瘀证）。

【来源】中国全科医学，2006，9（12）

复方马钱子散

【组成】土鳖虫、川牛膝、甘草、麻黄、乳香、没药、全蝎、僵蚕、苍术各72克，马钱子60克。

【用法】将马钱子置于铁锅中，加水适量，慢火煮沸，8小时后取出，剥去外皮，切成0.5~1.0毫米薄片，晾干，炒至呈均匀的棕褐色。乳香、没药置铁锅内，加热，并以灯心草去除油质，烘干。全部药物混合粉碎成末后，过100~200目筛，粗渣再次粉碎，至全部过筛成末，混匀分装入胶囊，每个约含散剂0.25克，马钱子约占总量的40%。睡前服药1次，每次5~10粒，用黄酒30~50毫升加适量水送服，不饮酒者可酌减酒量，忌用茶水送服。用药时从小剂量开始，每晚增加1粒，至服药后出现腰痛加重或腰背有紧麻感时即不再增量，但服药量最多不超过10粒/次。服药后应安静卧床，当晚不宜多饮开水。连续服药2周为1个疗程。每个疗程间宜停药2~3天。病情完全缓解后每晚可减服1~2粒，续服2~3周以巩固疗效。服药期间不宜做剧烈运动。

【功效】破血逐淤通络，祛风除湿止痛。

【主治】第三腰椎横突综合征（风湿阻络，血脉瘀滞）。

【来源】中国全科医学，2006，9（12）

·养血止痛丸·

【组成】生白芍药、丹参各20克，鸡血藤30克，秦艽、香附各12克，桂枝、乌药各9克，生地18克，灵脂24克，牛膝15克，甘草6克。

【用法】将上述药物共研为细末，水丸，每日2次，每服6克，开水送下。

【功效】活血化瘀，消肿止痛，养血舒筋。

【主治】第三腰椎横突综合征（血虚瘀滞证）。

【来源】《简明正骨》

·补益风湿汤·

【组成】菟丝子10~15克，制狗脊10~15克，炒杜仲10~15克，生川断10~15克，大熟地15~20克，怀牛膝10~15克，肉桂5~10克，党参10~15克，炒白术10~15克，当归10~15克，炒白芍10~15

克，独活 6~10 克，防风 6~12 克，威灵仙 10~15 克。

【用法】每日 1 剂，水煎后分 2 次温服。

【功效】温补肝肾，益气养血，祛风散寒燥湿。

【主治】第三腰椎横突综合征（正气亏虚，风寒湿痹阻经络）。

【来源】中国全科医学，2006，9（12）

❦ · 补肾活血汤加减 · ❧

【组成】熟地黄 9 克，杜仲 3 克，枸杞子 3 克，补骨脂 9 克，菟丝子 10 克，当归 3 克，没药 3 克，山茱萸 3 克，红花 1.5 克，独活 3 克，肉苁蓉 3 克。

【用法】每日 1 剂，水煎服。

【功效】补肾强筋，活血止痛。

【主治】第三腰椎横突综合征（肾阳虚证）。

【来源】《伤科大成》

❦ · 蔡耀辉经验方 · ❧

【组成】当归 12 克，赤芍 12 克，续断 12 克，秦艽 15 克，木通 10 克，延胡索 10 克，枳壳 10 克，厚朴 10 克，桑枝 30 克，木香 5 克。

【加减】痛剧可加乳香、没药各 6 克。

【用法】水煎服，每日 1 剂。

【功效】活血化瘀，理气止痛。

【主治】第三腰椎横突综合征（气滞血瘀证）。

【来源】基层医学论坛，2013，（34）

❦ · 宋贵杰经验方 · ❧

【组成】炙黄芪 18 克，潞党参 15 克，牛膝 9 克，大川芎 9 克，杜仲9克，赤白芍各9克，独活9克，桑寄生9克，防风9克，大生地9克，炙甘草3克。

【用法】每日1剂，水煎服。

【功效】祛风湿，益肝肾，补气血。

【主治】第三腰椎横突综合征（寒湿阻络、肝肾两虚、气血不足证）。

【来源】《宋贵杰诊疗经验集锦》

⚘· 赵氏经验方 ·⚘

【组成】桃仁10克，红花10克，当归10克，川芎10克，乳香10克，没药10克，五灵脂10克，穿山甲15克，地龙10克，香附10克，牛膝15克，甘草5克。

【用法】水煎40分钟，取汁200毫升，每日1剂，早晚温服。

【功效】活血化瘀，理气止痛。

【主治】第三腰椎横突综合征（气滞血瘀证）。

【来源】吉林中医药，2005，（5）

⚘· 王氏经验方 ·⚘

【组成】丹参、杜仲、熟地、鸡血藤各20克，香附、川芎、川牛膝、当归各10克，制乳香、制没药各9克，透骨草、木瓜各25克。

【加减】疼痛甚者加白芍、延胡索各15克；气虚加黄芪20克、白术12克。

【用法】水煎，每天1剂，分2次温服，5天为1个疗程。

【功效】活血镇痛，强壮筋骨。

【主治】第三腰椎横突综合征（瘀血阻络证）。

【来源】中医正骨，2011，（3）

·~ 许鸿照经验方1 ~·

【组成】徐长卿30克，功劳木30克，田七粉（冲服）3克，五灵脂15克，炒蒲黄（另包）10克，当归15克，丹参15克，川芎10克，制乳香10克，甘草3克。

【加减】瘀偏甚者加土鳖、制没药；痛甚者加延胡索、红花；偏气滞者加香附、柴胡。

【用法】每日1剂，水煎服。

【功效】祛瘀通络，活血止痛。

【主治】第三腰椎横突综合征，属瘀滞型。

【来源】江西中医药，2016，47（1）

·~ 许鸿照经验方2 ~·

【组成】徐长卿30克，功劳木30克，田七粉（冲服）3克，地龙10克，木瓜12克，蜈蚣2条，红花10克，大活血15克，白芍10克，甘草3克。

【加减】偏寒者加桂枝、肉桂、细辛；偏热者加栀子、丹皮；偏湿重加汉防己、秦艽。

【用法】每日1剂，水煎服。

【功效】解痉通络，活血止痛。

【主治】第三腰椎横突综合征，属痉挛型。

【来源】江西中医药，2016，47（1）

·~ 许鸿照经验方3 ~·

【组成】徐长卿30克，功劳木30克，田七粉3克（冲服），熟地20克，淫羊藿10克，肉桂3克，汉防己10克。

【加减】寒偏甚者加附子、细辛；湿甚者加秦艽、虎杖；偏瘀滞者加莪术、土鳖；脾虚者加四君子；肾虚加焦杜仲、续断。

【用法】每日1剂，水煎服。

【功效】温阳利湿，活血止痛。

【主治】第三腰椎横突综合征，属寒湿型。

【来源】江西中医药，2016，47（1）

第二节　外用方

·失笑散·

【组成】蒲黄，五灵脂。

【用法】按1：1比例研末，每袋40克分装，冰箱贮存，每次用时取出1袋，煎煮浓缩至100毫升，待温度适宜后，将电极贴片浸入，然后将电极贴放在疼痛部位，采用中医定向透药治疗仪。

【功效】活血行瘀，散结止痛。

【主治】第三腰椎横突综合征，属血瘀者。

【来源】《太平惠民和剂局方》

·强腰散·

【组成】川乌30克，肉桂30克，干姜30克，白芷20克，南星20克，赤芍20克，樟脑30克。

【用法】混合研成极细末，开水调成糊状，摊于纱布上，趁热敷贴于痛处，一次30~50克，隔日换药1次。

【功效】温散寒邪，行滞通阻，活血镇痛。

【主治】第三腰椎横突综合征（寒湿内侵证）。

【来源】中国全科医学，2006，9（12）

ᑫᑫ·　四子舒腰方　·ᑫᑫ

【组成】白芥子30克，菟丝子30克，莱菔子30克，吴茱萸30克，粗生盐50克。

【用法】共放入铁锅中干炒，炒时可洒少许白酒，当炒至盐黄爆跳时即可倒出，用棉纱布或毛巾包裹，趁热外熨烫腰部疼痛位特别是横突处，每日2次，每次30分钟。

【功效】益气活血，祛风散寒除湿。

【主治】第三腰椎横突综合征（寒湿阻络证）。

【来源】江苏中医药，2004，25（3）

ᑫᑫ·　外敷方1　·ᑫᑫ

【组成】麝香1克，冰片1克，西红花1克，血竭50克。

【用法】研磨成粉后取适量成药，置于棉片上，添加75%酒精0.5ml，浸润药粉后贴敷于患者第三腰椎横突处，同时使用纱布块垫压，用洁净的弹力胶布固定。

【功效】活血化瘀，消肿止痛。

【主治】第三腰椎横突综合征（瘀血内阻证）。

【来源】山西中医学院学报，2017，18（3）

ᑫᑫ·　外敷方2　·ᑫᑫ

【组成】生川乌，生草乌，生天南星，片姜黄，透骨草，冰片，麝香。

【用法】研成粉混匀，用医用凡士林调成膏状取黑药膏15克，均匀涂于20厘米×10厘米大小的纱布，贴于患处，留药3小时，每日1次，7天为1个疗程。

【功效】温经化瘀散结，通痹消肿止痛。

【主治】第三腰椎横突综合征（寒湿内侵证）。

【来源】新疆中医药，2014，32（5）

∽· 外敷方3 ·∽

【组成】制乳香50克，制没药50克，桃仁20克，血竭20克，赤芍30克，白芷20克，川续断50克，桑寄生50克，生川乌20克，生草乌20克。

【用法】将上药物粉碎成细末，备用。取已粉碎的药末适量，食醋调成糊膏状，摊于20厘米×20厘米纱布块上，敷贴第三腰椎横突处，外衬塑料薄膜纸，胶布固定，并用弹力腰围固定，24小时后去除药物。隔日1次，3次为1个疗程。

【功效】活血化瘀，祛风散寒，疏通经络。

【主治】第三腰椎横突综合征（瘀血内阻证）。

【来源】中医外治杂志，2004，13（5）

∽· 外敷方4 ·∽

【组成】白芍15克，黄芩15克，徐长卿30克，生川乌15克，制附片15克，骨碎补15克，红花15克，桃仁15克，干姜15克。

【用法】打粉，过100目筛，加入适量辅料（如食醋等组成），取出适量，涂在10厘米×10厘米的空白贴上，贴于第三腰椎末端压痛处，每天1次，2周为1个疗程。

【功效】温经除湿，活血止痛。

【主治】第三腰椎横突综合征（寒湿阻络证）。

【来源】中国中医药科技，2018，（3）

∽·外敷方5·∾

【组成】艾叶30克，乳香30克，没药30克，伸筋草30克，当归30克，川芎30克，杜仲20克，秦艽30克，独活30克，桑寄生30克。

【用法】粉碎成末，用醋或黄酒调成糊状，使用微波炉加热后，外敷于患部，每次30分钟。

【功效】通络止痛，活血化瘀。

【主治】第三腰椎横突综合征（寒湿阻络证）。

【来源】光明中医，2017，（23）

∽·外敷方6·∾

【组成】桃仁10克，红花10克，川芎10克，当归20克，延胡索10克，鸡血藤15克，青风藤15克，威灵仙30克，千年健15克，透骨草15克，徐长卿12克，伸筋草15克。

【用法】研成细末，用凡士林及L-薄荷醇调匀成药膏，将两层15厘米×20厘米纱布叠整齐，将药膏均匀涂抹在纱布上，然后将涂抹药膏的一面横形覆盖在患部，用治疗仪照射敷药部位，温度控制在45℃左右，时间为40分钟，治疗完用纱布清理治疗部位，一天2次，上、下午进行，2周为1个疗程。

【功效】活血散瘀，逐痹止痛。

【主治】第三腰椎横突综合征（瘀血内阻证）。

【来源】中医临床研究，2014，（8）

∽·威灵骨刺膏·∾

【组成】威灵仙、香加皮、赤芍、当归、防风、骨碎补、白芷、生川乌、生草乌、羌活、独活、乳香、沉香、白芥子、细辛、花椒、穿山甲、阿胶、紫荆皮、磁石各等份。

【制法】按传统黑膏药制备方法制作。

【用法】外用。洗净局部皮肤，将膏药加温软化，贴于第三腰椎横突两侧。

【功效】活血化瘀，利水消肿，行气通络止痛。

【主治】第三腰椎横突综合征（寒湿阻络证）。

【来源】中国中医药现代远程教育，2018，（4）

❦ · 温经药酒 · ❧

【组成】制川乌，制草乌，蜈蚣，乌梢蛇，红花，川芎，自然铜，地龙。

【制法】上药各等份，置于高度白酒中浸泡2周后使用。

【用法】患处外敷，每次按摩10分钟左右，每天1次。连续10天为1个疗程。

【功效】温经活络，活血止痛，祛风散寒，消肿除痹。

【主治】第三腰椎横突综合征（气滞血瘀证）。

【来源】内蒙古中医药，2018，37（5）

❦ · 中药熏蒸方 · ❧

【组成】海桐皮15克，花椒12克，川芎9克，伸筋草20克，威灵仙12克，红花9克，路路通15克，当归10克，紫苏木10克，艾叶12克，牛膝15克，羌活9克，桂枝6克，细辛9克，防风15克。

【用法】加水1000毫升，浸泡30分钟后煎煮，沸后煎15分钟，嘱患者仰卧于熏蒸床上，腰及患侧臀中部皮肤裸露置于相应洞槽上，温度介耐受量与舒适量之间，每次30分钟。

【功效】活血行气止痛，舒筋通络，强筋壮骨。

【主治】第三腰椎横突综合征（寒湿阻络证）。

【来源】按摩与康复医学，2012，（33）

平乐郭氏活血接骨止痛膏

【组成】当归，赤芍，乳香，没药，川乌，草乌，秦艽，威灵仙，川断，黄丹，麻油。

【制法】先将500~800克重量份的麻油放入锅内加热，再将上述草药分若干份以粗布包之，入油锅烹炸3~5小时，捞出药渣后下黄丹，搅拌均匀，继续加热至滴水成珠状。

【用法】每周1贴，在火上微烤，加热至膏药软化展开后贴于患处，每日可揭下重加热烤化后再次外敷；15天为1个疗程。

【功效】活血祛瘀，消肿止痛，祛风除湿。

【主治】第三腰椎横突综合征。

【来源】中医临床研究，2016，（11）

第九章　膝关节骨性关节炎

膝关节骨性关节炎是一种退行性骨关节病，其主要病理改变为局限性、进行性关节软骨破坏及关节边缘骨赘形成，最终发生膝关节功能障碍。本病多发生于中老年人群，临床表现为进行性、慢性发展的关节肿痛、僵硬、积液及活动受限，是影响老年人日常活动及慢性残疾的重要原因。

根据临床症状及体征，膝关节骨性关节炎应当属于中医"痹证"范畴，与"骨痹""骨萎""鹤膝风""筋痹"等相类似。

第一节　内服方

防己黄芪汤合防风汤加减

【组成】防风10克，防己10克，黄芪10克，羌活10克，独活10克，桂枝10克。

【加减】关节肿胀或积液，加茯苓30克、泽泻20克；服药后有咽干、咽痛者，加玄参10克、麦冬10克、知母10克。

【用法】每日1剂，水煎内服。

【功效】散寒除湿，祛风通络。

【主治】膝关节骨性关节炎（风寒湿痹证）。

【来源】膝痹病（膝关节骨关节病）中医诊疗方案

血府逐瘀汤

【组成】当归、生地各9克，桃仁12克，红花9克，枳壳、赤芍各6克，柴胡3克，甘草3克，桔梗4.5克，川芎4.5克，牛膝10克。

【用法】每日1剂，水煎内服。

【功效】行气活血。

【主治】膝关节骨性关节炎（气滞血瘀证）。

【来源】《医林改错》

身痛逐瘀汤加减

【组成】桃仁10克，红花6克，当归10克，五灵脂9克，地龙9克，川芎9克，没药6克，香附12克，羌活12克，秦艽20克，牛膝9克，甘草3克。

【用法】每日1剂，水煎内服。

【功效】活血化瘀，舒筋止痛。

【主治】膝关节骨性关节炎（瘀血闭阻证）。

【来源】膝痹病（膝关节骨关节病）中医诊疗方案

蠲痹汤

【组成】制附子（先煎）10克，当归20克，黄芪20克，炙甘草12克，官桂12克，羌活12克，防风12克。

【用法】每日1剂，水煎内服。

【功效】散寒除湿。

【主治】膝关节骨性关节炎（寒湿痹阻证）。

【来源】《中医骨伤科学》

加味四妙散

【组成】苍术15克，黄柏12克，川牛膝9克，薏米15克，连翘12克，忍冬藤12克，防己12克，木瓜12克，苦参12克，秦艽

12克，生地15克等。

【用法】每日1剂，水煎内服。

【功效】清热除湿。

【主治】膝关节骨性关节炎（湿热痹阻证）。

【来源】膝痹病（膝关节骨关节病）中医诊疗方案

·大秦艽汤加减·

【组成】秦艽15克，羌活12克，当归12克，甘草6克，防风9克，白芷12克，熟地10克，茯苓9克，石膏30克，川芎9克，白芍12克，独活9克，黄芩12克，生地12克，白术12克，细辛3克。

【加减】关节热甚者，加忍冬藤30克；关节肿胀明显者，加防己15克、薏苡仁30克；关节游走痛者，加海风藤15克。

【用法】每日1剂，水煎内服。

【功效】清热疏风，通络止痛。

【主治】膝关节骨性关节炎（风湿热痹证）。

【来源】膝痹病（膝关节骨关节病）中医诊疗方案

·左归丸加减·

【组成】枸杞子12克，龟板胶12克，鹿角胶12克，牛膝9克，山药15克，山茱萸12克，熟地黄12克，菟丝子15克。

【用法】每日1剂，水煎内服。

【功效】滋补肝肾。

【主治】膝关节骨性关节炎（肝肾亏虚证）。

【来源】《中医骨伤科学》

·肾气丸加减·

【组成】熟地30克，山萸肉15克，山药15克，泽泻10克，淫羊藿15克，骨碎补15克，土茯苓30克，川牛膝15克，炒莱菔子12克，秦艽10克，白芍10克，鸡血藤15克，鹿衔草15克，全蝎粉（冲）1克，蜈蚣粉（冲）1克。

【用法】每日1剂，水煎内服。

【功效】滋补肝肾，强壮筋骨。

【主治】膝关节骨性关节炎（肝肾亏虚证）。

【来源】膝痹病（膝关节骨关节病）中医诊疗方案

八珍汤加减

【组成】党参15克，当归20克，茯苓12克，白术12克，川芎12克，白芍15克，熟地12克，甘草9克。

【用法】每日1剂，水煎内服。

【功效】补气养血。

【主治】膝关节骨性关节炎（气血虚弱证）。

【来源】膝痹病（膝关节骨关节病）中医诊疗方案

独活寄生汤加减

【组成】独活10克，桑寄生20克，杜仲15克，怀牛膝15克，川断15克，秦艽15克，防风10克，细辛3克，当归10克，白芍10克，生地10克，党参15克，云苓15克，炙甘草6克，川芎10克，肉桂6克。

【加减】腰膝疼痛较重者，加骨碎补20克、补骨脂10克、狗脊20克；兼头晕耳鸣者，加天麻15克、枸杞子15克。

【用法】每日1剂，水煎内服。

【功效】滋补肝肾，强壮筋骨，兼以祛风散寒除湿。

【主治】膝关节骨性关节炎（肝肾亏虚证）。

【来源】《中医骨伤科学》

∽· 消痛通络方 ·∽

【组成】熟地黄15克，淫羊藿12克，续断15克，补骨脂15克，当归12克，丹参15克，莪术15克，黄芪15克，独活15克，防风12克，威灵仙15克，艾叶15克。

【用法】每日1剂，早晚2次分服。另可将该药煎第三遍，用于熏蒸患病关节，每次熏蒸30分钟，水温以不烫伤为宜。

【功效】补益肝肾，强筋健骨，活血祛瘀，舒筋活络。

【主治】膝关节骨性关节炎（肝肾亏虚，瘀血阻络）。

【来源】中医药导报，2016，22（4）

∽· 补肾活血方 ·∽

【组成】熟地黄30克，杜仲18克，续断18克，补骨脂10克，乳香10克，没药10克，血竭10克，当归10克，桑寄生6克。

【用法】每日1剂，水煎内服。

【功效】补益肝肾，活血止痛。

【主治】膝关节骨性关节炎（肝肾亏虚伴血瘀证）。

【来源】中华中医药学刊，2019，37（6）

∽· 附子半阳和汤 ·∽

【组成】熟地黄30克，淡附片（先煎）15克，鹿角胶（另烊冲）15克，炙麻黄10克，川桂枝10克，炙甘草5克。

【加减】气虚者，可加生黄芪、党参；腰背疼痛者，加杜仲、锁阳、巴戟天、仙茅、淫羊藿、怀牛膝；兼下肢疼痛者，加独活、木瓜、川牛膝；风胜者，加羌活、独活、海风藤、木瓜、防风、细辛；湿胜者，加防己、苍术、木瓜、五加皮。

【用法】每日1剂，水煎内服。

【功效】补肾益精，温阳通络。

【主治】肾阳虚亏、寒凝络阻之骨关节痹证。

【来源】《中国中医骨伤科百家方技精华》

·伸筋丹·

【组成】地龙（炒）500克，马钱子（制）350克，汉防己150克，乳香（醋炒）150克，没药（醋炒）150克，骨碎补（制）150克，红花350克，五加皮150克。

【制法】马钱子用砂烫至外表呈棕黄色并鼓起，去毛屑；骨碎补用砂烫去毛。将上述药物粉碎成末混匀，装入胶囊，每丸含0.15克。

【用法】每日3次，每次5丸，15日为1个疗程。

【功效】活血止痛，强筋健骨。

【主治】膝关节骨性关节炎（肝肾不足，瘀血阻络）。

【来源】《中国中医骨伤科百家方技精华》

·补肾清热治尪汤·

【组成】生地黄15~25克，桑寄生20~30克，桑枝30克，地骨皮10~15克，酒浸黄柏12克，知母12克，川续断15~18克，骨碎补15~18克，白芍15克，威灵仙12~15克，羌活、独活各9克，忍冬藤30克，桂枝6~9克，红花9克，制乳香、制没药各6克，炙穿山甲9克，炙虎骨（代）12克（另煎兑入）。

【用法】每日1剂，水煎内服。

【功效】补肾清热，疏风化湿，活络散瘀，强筋壮骨。

【主治】膝关节骨性关节炎（寒湿化热证）。

【来源】《首批国家级名老中医效验秘方精选》

❦ 补肾驱寒治尪汤 ❦

【组成】补骨脂10~12克，熟地黄12~24克，川续断12~18克，淫羊藿9~12克，炙穿山甲6~9克，防风10克，制附子6~12克，骨碎补10~20克，桂枝9~15克，赤芍、白芍各9~12克，松节10克，土鳖虫6~10克，麻黄3~6克，苍术6~10克，威灵仙12克，伸筋草30克，牛膝9~15克，炙虎骨（代）9~12克（另煎兑入）。可用透骨草20克、寻骨风15克、自然铜（醋淬，先煎）6~9克，以代虎骨。

【用法】每日1剂，水煎内服。

【功效】补肾驱寒，化湿疏风，化瘀通络，强壮筋骨。

【主治】膝关节骨性关节炎（肾虚寒盛证）。

【来源】《首批国家级名老中医效验秘方精选》

❦ 清痹汤 ❦

【组成】忍冬藤60克，青风藤30克，络石藤18克，败酱草30克，土茯苓21克，老鹳草30克，丹参30克，香附15克。

【加减】风热表证者，加连翘、葛根；气分热盛者，加生石膏、知母；热入营血者，加生地黄、丹皮、玄参；湿盛者，加防己、白花蛇舌草；伤阴者，加生地黄。

【用法】每日1剂，水煎内服。

【功效】清热解毒，疏风除湿，活血通络。

【主治】膝关节骨性关节炎（风湿热痹证）。

【来源】《中国名老中医药专家学术经验集2》

化痰通络方

【组成】桂枝9克，茯苓15克，制天南星9克，浙贝母12克，当归10克，炮山甲12克，土鳖虫10克，片姜黄10克，马鞭草30克，忍冬藤30克，鹿衔草20克。

【用法】每日1剂，水煎内服。

【功效】化痰清热，祛瘀通络。

【主治】膝关节骨性关节炎（痰瘀热痹证）。

【来源】《实用中医风湿病学》

右归饮加减

【组成】熟地黄24克，山茱萸10克，肉苁蓉8克，红花6克，川牛膝10克，杜仲15克，补骨脂10克，枸杞子6克，当归尾8克，没药3克，独活6克，菟丝子10克，汉防己10克，木瓜10克，薏苡仁24克。

【用法】每日1剂，水煎内服。

【功效】补益肝肾，祛风化湿，通络止痛。

【主治】膝关节骨性关节炎（肝肾不足、风湿阻络、本虚标实证）。

【来源】《古今中医骨伤病辨治精要》

补阳还五汤加味

【组成】生黄芪60克，当归、广地龙、补骨脂、杜仲各15克，赤芍、川芎、骨碎补各10克，桃仁、红花、血竭各6克，丹参30克，牛膝25克，熟地黄20克，生甘草5克。

【用法】每日1剂，水煎内服。

【功效】补气，活血，通络。

【主治】膝关节骨性关节炎（气血虚弱证）。

【来源】中医正骨，2004，16（4）

威龙独活汤

【组成】威灵仙12克，干地龙、独活、杜仲、当归、防风、秦艽、川芎、人参、茯苓各9克，桑寄生15克，细辛6克，甘草3克。

【用法】每日1剂，水煎内服。药渣加入陈醋，白酒各50毫升，水1升，加热后，熏洗患膝。

【功效】祛风湿，强筋骨，温经络。

【主治】膝关节骨性关节炎（风寒湿痹阻证）。

【来源】中医正骨，2001，13（10）

小活络汤加减

【组成】制川乌、制草乌（均先煎）各3克，地龙、天南星各10克，乳香、没药各6克。

【加减】肢体麻木者，加全蝎；腰痛者，加牛膝、杜仲、川续断、桑寄生；头晕目眩者，加天麻、川芎；倦怠乏力者，加黄芪、党参；痛甚者，加延胡索、白芍、白芷；关节灼热者，加知母、黄柏、石膏、苍术、牛膝、薏苡仁。

【用法】每日1剂，水煎内服。

【功效】祛风除湿，化痰通络，活血止痛。

【主治】膝关节骨性关节炎（痰湿阻络证）。

【来源】现代中医药，2006，26（6）

附子汤与麻黄加术汤合方

【组成】制附子（先煎）10克，茯苓9克，人参6克，白术12

克，白芍9克，麻黄9克，桂枝6克，杏仁12克，炙甘草6克。

【加减】若寒甚者，加大附子、桂枝用量，再加制川乌（先煎）、生草乌，以温阳散寒；若湿甚者，加大茯苓用量，再加生天南星，以燥湿化痰；若肿胀者，加苍术、车前子，以化湿利湿等。

【用法】每日1剂，水煎内服。

【功效】温阳散寒，醒脾化湿。

【主治】膝关节骨性关节炎（寒湿阻结证）。

【来源】《当代骨伤科妙方》

复元活血汤与滚痰丸合方

【组成】柴胡15克，天花粉9克，当归9克，红花6克，甘草6克，穿山甲6克，桃仁12克，大黄12克，黄芩12克，礞石3克，沉香1克。

【加减】若瘀甚者，加大桃仁、红花用量，以活血化瘀；若痰甚者，加大礞石用量，再加胆南星，以清热燥湿化痰；若热甚者，加赤芍，牡丹皮，以凉血散瘀；若口苦者，加大黄芩用量，再加黄连，以清热燥湿；若疼痛甚者，加大甘草用量，再加白芍，以缓急止痛等。

【用法】每日1剂，水煎内服。

【功效】活血化瘀，清热化痰。

【主治】膝关节骨性关节炎（瘀阻痰热证）。

【来源】《当代骨伤科妙方》

杜见斌经验方

【组成】熟地黄、杜仲、桑寄生各15克，茯苓、当归、党参各12克，白芍、狗脊、牛膝各20克，防风、独活、川芎、甘草、鹿角胶（烊化）各6克，细辛3克，威灵仙、淫羊藿各18克。

【加减】肾阳虚者，重用杜仲、淫羊藿；肾阴虚者，加女贞子、龟甲；外伤瘀滞者，重用当归，加鸡血藤。

【用法】每日1剂，水煎内服。

【功效】益肝补肾，通络。

【主治】膝关节骨性关节炎（肝肾不足、脉络痹阻证）。

【来源】山东中医杂志，1992，11（1）

ᨋᨋ · 李西海经验方 · ᨋᨋ

【组成】制半夏、制胆南星、巴戟天各12克，川芎、当归、杭白芍、怀牛膝各9克，苍术、羌活、独活、延胡索、黄芪各6克。

【用法】每日1剂，水煎内服。

【功效】祛痰湿，强筋骨。

【主治】膝关节骨性关节炎（痰湿阻络证）。

【来源】中医杂志，2009，50（2）

ᨋᨋ · 轩慎雨经验方 · ᨋᨋ

【组成】茯苓30克，山药30克，薏仁30克，熟地黄15克，肉苁蓉15克，红花15克，当归15克，狗脊15克，天麻15克，陈皮15克，丹参15克，桃仁15克，川芎15克，牛膝15克，杜仲15克，甘草6克。

【用法】每日1剂，水煎内服。

【功效】健脾益肾，活血祛瘀通络。

【主治】膝关节骨性关节炎（肝肾亏虚、气虚血瘀证）。

【来源】中医临床研究，2012，4（18）

ᨋᨋ · 娄多峰经验方 · ᨋᨋ

【组成】黄芪30克，白术30克，薏苡仁30克，忍冬藤90克，生地黄90克，淫羊藿15克，桑寄生30克，透骨草24克，老鹳草30克，白芍30克，香附24克，丹参30克。

【用法】每日1剂，水煎内服。

【功效】益气养阴，清热通络。

【主治】膝关节骨性关节炎（肾虚精亏、髓不养骨、经络痹阻证）。

【来源】《中国名老中医药专家学术经验集2》

❧ · 王玉明经验方 · ❧

【组成】当归、川芎、白芍各20克，鸡血藤、续断、杜仲、牛膝各15克。

【加减】痛甚者或遇冷加重，加制附子（先煎）、制乌头（先煎）、细辛等；遇热加重者，加白花蛇舌草、忍冬藤、虎杖等；关节肿胀者，加防己、露蜂房、炒穿山甲等。

【用法】每日1剂，水煎内服。

【功效】和血止痛，强筋健骨。

【主治】膝关节骨性关节炎（血虚失养、血脉痹阻证）。

【来源】北京中医，2001，20（6）

第二节　外用方

❧ · 腰下肢1号熏洗方 · ❧

【组成】透骨草30克，伸筋草30克，羌活30克，独活30克，川芎30克，当归30克，川断30克，牛膝30克，木瓜30克，骨碎补30克，威灵仙30克，乌梢蛇30克，乳没各30克，炮山甲15克，路路通30克，鸡血藤30克，青风藤30克，千年健30克，艾叶60

克，花椒30克，姜黄30克，海风藤30克，海桐皮30克，络石藤30克，川乌10克，草乌10克，追地风30克。

【制法】上药以纯棉布包裹，放入盆中，加水煎煮30分钟后，加白酒50毫升，食醋100毫升。

【用法】患处熏洗，先熏后洗，用药包热敷局部，可反复使用。

【功效】祛风散寒，通经和络。

【主治】膝关节骨性关节炎（寒湿痹阻证）。

【来源】《李向东中医骨伤临床经验集》

❧·腰下肢2号熏洗方·❧

【组成】透骨草30克，伸筋草30克，羌活30克，独活30克，川芎30克，当归30克，川断30克，赤芍30克，炮山甲15克，路路通30克，鸡血藤30克，青风藤30克，秦艽30克，骨碎补30克，威灵仙30克，木瓜30克，丹皮30克，牛膝30克，海风藤30克，海桐皮30克，络石藤30克，追地风30克，乳没各15克，地骨皮30克，桑枝30克，制川乌10克，制草乌10克。

【制法】用纯棉布包裹药物，放入盆中，加水煎煮30分钟后，加白酒50毫升，食醋100毫升。

【用法】熏洗局部，先熏后洗，用药包热敷局部，可反复使用。

【功效】祛风清热，舒经活络。

【主治】膝关节骨性关节炎（热痹证）。

【来源】《李向东中医骨伤临床经验集》

❧·药浴方1·❧

【组成】当归、川芎、赤芍各60克，鸡血藤、防风、独活、川续断、狗脊、巴戟天、胡芦巴、川牛膝、桂枝各120克。

【加减】若肿胀明显，加用刘寄奴破血通经消肿，连翘、黄柏、车前草清热利水消肿。

【制法】上述药水煎去渣，取液2500毫升，分为5份，每份再加清水3升，每次用完后要注意低温冷藏（不要冰冻）。

【用法】每次药浴宜加入少量白酒（35~45度，10毫升左右）。浸泡双下肢，每次45分钟，每日1次，1份药液可用5日，药浴温度保持在43℃左右，药浴后要注意保暖，避免感冒。

【功效】补肝肾，祛风湿，化瘀止痛。

【主治】膝关节骨性关节炎（正虚邪侵、经络瘀阻证）。

【来源】膝痹病（膝关节骨关节病）中医诊疗方案

～・ 药浴方2 ・～

【组成】桑枝500克，忍冬藤、络石藤、海风藤、鸡血藤各200克，海桐皮、豨莶草、防己、黄柏、苍术各100克。

【制法】上述药水煎去渣取液2500毫升，分为5份，每份再加清水3升每次用完后要注意低温冷藏（不要冰冻）。

【用法】每次药浴宜加入少量白酒（35~45度，10毫升左右）。浸泡双下肢，每次45分钟，每日1次，1份药液可用5日，药浴温度保持在43℃左右，药浴后要注意保暖，避免感冒。

【功效】祛风湿，舒筋络。

【主治】膝关节骨性关节炎（风湿热痹证）。

【来源】膝痹病（膝关节骨关节病）中医诊疗方案

～・ 药袋外敷经验方 ・～

【组成】海桐皮30克，透骨草30克，威灵仙30克，伸筋草10克，羌活12克，独活12克，白芷12克，川芎12克，当归尾12克，赤芍12克，白芍12克，桃仁12克，红花12克，莪术18克，络石藤30克，油松节12克，生川乌12克，生草乌12克，甘松12克，生甘草9克。

【制法】将以上中药放入15厘米×20厘米大小的布袋中隔水加热蒸20~30分钟。

【用法】将药袋熨疗患膝，以不烫伤皮肤为度，每日1~2次。

【功效】祛风胜湿，活血化瘀，舒筋通络止痛。

【主治】膝关节骨性关节炎（风湿瘀阻证）。

【来源】中医外治杂志，2001，10（5）

刘寿山外敷经验方

【组成】当归、羌活各12克，川芎、芙蓉叶、五灵脂各10克，白芷、制乳香、制没药、透骨草、骨碎补、木瓜、熟大黄各15克，楮实子20克。

【制法】将上药共为粗末，加白酒30毫升，装布袋蒸汽30分钟。

【用法】用2袋交替热熨患处，每次约1小时，每日2次。

【功效】祛风通络，和血止痛。

【主治】膝关节骨性关节炎（风寒瘀阻证）。

【来源】《刘寿山正骨经验方》

第十章　坐骨神经痛

坐骨神经痛是以坐骨神经径路及分布区域疼痛为主的综合征。分为原发性和继发性两种。坐骨神经痛的绝大多数病例是继发于坐骨神经局部及周围结构的病变对坐骨神经的刺激压迫与损害，称为继发坐骨神经痛；少数系原发性，即坐骨神经炎。

坐骨神经痛属于中医"痹证""坐臀风""腿股风""痿证"等范畴，其病机外因为风寒湿邪客于经络，气血瘀滞，不通则痛，内因为肝肾气血不足，筋脉失养所致，不荣则痛。

第一节　内服方

地龙活络止痛汤

【组成】地黄20克，山药20克，菟丝子20克，杜仲12克，牛膝12克，乳香10克，没药10克，地龙20克，全蝎3克，甘草6克。

【用法】每日1剂，早晚温服。

【功效】补肝益肾，活血通络。

【主治】坐骨神经痛（肾虚血瘀证）。

【来源】四川中医，2020，38（2）

舒筋健腰丸

【组成】狗脊、黑老虎、牛大力、千斤拔、鸡血藤、女贞子、菟丝子、金樱子、桑寄生、延胡索、两面针、乳香、没药各等份。

【制法】上药以传统方法制成水丸。

【用法】每次5克，每天3次。

【功效】补益肝肾，强健筋骨，祛风除湿，活络止痛。

【主治】坐骨神经痛，属肝肾亏虚者。

【来源】中药材，2018，41（3）

·桂枝芍药知母汤加减·

【组成】桂枝15克，白术15克，知母15克，防风15克，白芍30克，黑附子（先煎）10克，麻黄10克，甘草10克，生姜10克，独活15克，牛膝15克，细辛6克，透骨草15克，鸡血藤20克。

【加减】疼痛剧烈、遇寒痛甚者加制川乌（先煎）；重浊沉重者加防己、木瓜、薏米；游走串痛者加灵仙、红花；气虚明显者加黄芪；拘挛掣痛不可屈伸者加全蝎、乌蛇。

【用法】每日1剂，水煎，分早晚2次服。

【功效】祛风散寒，清热通络。

【主治】坐骨神经痛（寒湿化热证）。

【来源】黑龙江中医药，2011，40（6）

·蝎蛇散·

【组成】祁蛇（或乌梢蛇）、蜈蚣、全蝎各10克。

【制法】上3味药，焙干，研成粉，等份8包备用。

【用法】第1日上、下午各服1包，以后仅每日上午服1包，7日为1个疗程。

【功效】祛风通络，散寒除湿止痛。

【主治】坐骨神经痛，属经络痹阻者。

【来源】河北中医，2001，23（5）

·通痹汤1·

【组成】当归15克，桂枝10克，灵仙15克，红花15克，川芎12克，制川乌（先煎）10克，乌梢蛇15克，汉防己10克，川牛膝15克，羌活10克，制草乌（先煎）6克。

【用法】加水800毫升，文火煎40分钟，取药液400毫升，分2次温服，每日1剂。

【功效】祛风散寒，温经通痹止痛。

【主治】坐骨神经痛，属风寒痹阻者。

【来源】洛阳医专学报，2000，18（1）

·通痹汤2·

【组成】当归15克，桂枝10克，灵仙15克，红花15克，川芎12克，制川乌（先煎）10克，乌梢蛇15克，汉防己10克，川牛膝15克，制乳香10克，制没药10克，三七（冲服）4克。

【用法】加水800毫升，文火煎40分钟，取药液400毫升，分2次温服，每日1剂。

【功效】祛风散寒，温经通痹止痛。

【主治】坐骨神经痛，属闪伤瘀血者。

【来源】洛阳医专学报，2000，18（1）

·通痹汤3·

【组成】当归15克，桂枝10克，灵仙15克，红花15克，川芎12克，制川乌（先煎）10克，乌梢蛇15克，汉防己10克，川牛膝15克，生黄芪30克，杜仲15克。

【用法】加水800毫升，文火煎40分钟，取药液400毫升，分2次温服，每日1剂。

【功效】祛风散寒，温经通痹止痛。

【主治】坐骨神经痛，属虚寒者。

【来源】洛阳医专学报，2000，18（1）

·身痛逐瘀汤加减·

【组成】秦艽3克，川芎6克，桃仁9克，红花9克，甘草6克，羌活3克，没药6克，当归9克，灵脂6克（炒），香附3克，牛膝9克，地龙6克。

【加减】寒盛型，加桂枝、制附子（先煎）；湿盛型，加苡仁、苍术、桑枝；充血郁滞型，加三七、丹参；血瘀阻滞型，加水蛭、穿山甲；体虚，加黄芪、党参。

【用法】每日1剂，水煎服。

【功效】活血祛瘀，通络，祛风除湿止痛。

【主治】坐骨神经痛（瘀血阻络证）。

【来源】西藏科技，2003，（6）

·温肾通督汤·

【组成】鹿角霜30~50克，熟地15~30克，生麻黄3~6克，细辛3克，白芥子10克，川断15克，制乳香、没药各10克，杜仲6克，蜈蚣（研面分吞）2条。

【加减】腰腿冷痛者加炮姜，渐增细辛用量；肾阴虚明显者，去细辛、杜仲，加怀牛膝，易少量麻黄、大量熟地。

【用法】水煎，每日1剂，口服。

【功效】温肾生髓，强壮筋骨，通阳开结。

【主治】坐骨神经痛，属肾阳不足、痰瘀阻络者。

【来源】四川中医，2001（2）

黄芪桂枝五物汤合乌头汤加减

【组成】黄芪30克，白芍30克，桂枝10克，川牛膝15克，当归10克，制川乌（先煎）10克，制草乌（先煎）10克，木瓜15克，全蝎10克，蜈蚣2条，狗脊15克，甘草6克，制乳香10克，制没药10克，生姜3片，大枣4枚。

【加减】若寒偏重者，重用制川乌头、制草乌头用量直至20克；若血虚者调整黄芪、当归用量，按6：1比例为佳；疼痛甚，拘挛不能伸者，重用白芍药，酌加穿山甲、水蛭、地龙等虫类药物；若肾虚较明显者，重用狗脊，加熟地黄、续断、杜仲等；若湿邪较盛者，重用木瓜，薏苡仁、苍术；若湿热并存者，去制川乌头、制草乌头，重用黄柏、苍术、牡丹皮、土茯苓。

【用法】每日1剂，水煎3次，取计300毫升，早晚分服。

【功效】益气温经，和血通痹，祛风散寒。

【主治】坐骨神经痛，属阳气不足、阴血涩滞者。

【来源】《〈金匮要略〉方治疗优势病证规律研究》

当归地黄丸

【组成】生地黄18克，山药、杜仲、络石藤各15克，山茱萸、牛膝、当归、赤芍、知母、黄柏、秦艽、独活、透骨草各10克，忍冬藤30克。

【用法】水煎，去渣取汁，分2次温服，每日1剂。

【功效】滋阴清热，补肾通督。

【主治】坐骨神经痛，属寒湿痹阻者。

【来源】《名医百病良方》

· 独活寄生汤加减 ·

【组成】独活10克，桑寄生15克，细辛3克，川芎10克，桂枝6克，赤芍15克，当归15克，茯苓30克，川牛膝25克，生黄芪26克，炙甘草3克，竹茹10克，陈皮10克，枳实10克，老鹳草30克，透骨草30克。

【用法】每日1剂，水煎服。

【功效】强肝肾，益气血，祛风湿。

【主治】坐骨神经痛，属肝肾不足、气血两虚、风寒湿邪内侵者。

【来源】陕西中医函授，1983，（1）

· 辣蓼羊肉生姜汤 ·

【组成】辣蓼100克（鲜者200克），羊肉250克，生姜30克。

【用法】上药煎汤适量，一日3次温服，羊肉可食之。

【功效】温中化湿，祛风散寒。

【主治】坐骨神经痛，属风寒湿者。

【来源】江苏中医杂志，1985，（5）

· 乌头汤加减 ·

【组成】制川乌（先煎2小时）30克，黄芪15克，白芍15克，麻黄6克，桂枝10克，当归10克，川芎10克，红花6克，川牛膝10克，蜈蚣2条，炙甘草10克。

【用法】水煎服，每日1剂，日服2次。

【功效】温经散寒，祛风散寒。

【主治】坐骨神经痛（风寒湿痹阻经络）。

【来源】中西医结合杂志，1985，（1）

·· 大黄附子汤合芍药甘草汤 ··

【组成】大黄9克，制附片（先煎）12克，细辛3克，芍药15克，甘草10克。

【加减】伴腰膝酸软者，加川牛膝、怀牛膝、川断；偏面色萎黄，气息微弱，舌淡边有齿痕者，加黄芪、党参、白术；偏瘀血者，加三七、桃仁、红花、炮山甲。

【用法】上方加水400毫升，浸泡30分钟后，再加水200毫升，大火煎开后转小火煎30分钟，每煎取汁200毫升，早晚各服1次。

【功效】温阳散寒，活血化瘀，柔筋止痛。

【主治】坐骨神经痛，属阳虚寒湿偏胜者。

【来源】内蒙古中医药，2014，33（19）

·· 坐骨汤 ··

【组成】白芍、熟地、海风藤各30克，忍冬藤、制首乌20克，当归、川芎、怀牛膝、木瓜各15克，甘草10克。

【加减】偏气虚者，加党参、黄芪；偏寒者，加制川乌（先煎）、桂枝；偏脾虚湿甚者，加党参、白术、苡仁；偏湿热者，加炒黄柏；偏瘀血者，加生三七粉；疼痛甚者，加炙乳香、没药。

【用法】水煎服，每日1剂，煎3次分服。

【功效】养血柔肝，和血通络止痛。

【主治】坐骨神经痛，属血虚者。

【来源】北方药学，2014，（1）

❧·活络效灵丹合芍药甘草汤加减·❧

【组成】当归15克，丹参15克，乳香8克，没药8克，芍药30克，甘草10克，鸡血藤30克，威灵仙20克。

【加减】刺痛，瘀血为主者，加三七、红花、土鳖虫；胀痛明显，加枳壳、陈皮、延胡索；冷痛、舌淡苔白、寒重者，加制川乌（先煎）、桂枝、细辛；风盛，加羌活、麻黄；着痛明显，以湿邪为主者，加苍术、薏苡仁。

【用法】每日1剂，以水浸泡半小时后，共煎2遍取药汁1000毫升，混合后分早中晚服。

【功效】活血祛瘀，通络缓急止痛。

【主治】坐骨神经痛（瘀血阻络证）。

【来源】中医临床研究，2013，（10）

❧·定痛汤·❧

【组成】杜仲15克，补骨脂15克，狗脊15克，淫羊藿15克，巴戟天15克，丹参30克，当归12克，乳香15克，没药15克，三棱12克，土鳖虫12克，水蛭12克，地龙12克，蜈蚣2条，木瓜15克。

【加减】气虚加党参、黄芪；血虚加白芍、鸡血藤；肾阳虚加淫羊藿、巴戟天；湿盛加木瓜、土茯苓；风盛加防风、羌活；寒盛加桂枝、制附片（先煎）。

【用法】水煎，每日1剂，饭后服。

【功效】补肾强腰，活血祛瘀，通络止痛。

【主治】坐骨神经痛（肾虚血瘀、经络痹阻证）。

【来源】光明中医，2015，30（7）

❧·通痹止痛汤·❧

【组成】细辛15克，制川乌（先煎）12克，制草乌（先煎）12

克，甘草10克，白芍30克，当归10克，乳香10克，没药10克，木瓜30克，独活12克，怀牛膝17克，威灵仙30克，葛根10克。

【加减】肾阳不足者，加菟丝子、仙茅、淫羊藿；肾阴不足者，加生地、玄参、五味子；下焦有湿热者，加黄柏、苍术；脾胃虚弱者，加黄芪、党参；疼痛伴下肢麻木者，加乌梢蛇。

【用法】每日1剂，水煎，分早晚2次服。

【功效】散寒祛湿，化瘀通经。

【主治】坐骨神经痛（寒湿内侵证）。

【来源】现代中西医结合杂志，2009，18（13）

·· 肾著汤 ··

【组成】甘草6克，白术6克，干姜12克，茯苓12克。

【用法】每日1剂，早晚饭后温服。

【功效】散寒除湿。

【主治】坐骨神经痛，属寒湿者。

【来源】《金匮要略》

·· 温阳活络汤 ··

【组成】黄芪30克，鸡血藤30克，丹参20克，当归20克，延胡索15克，桃仁10克，红花10克，乳香10克，没药10克，地龙10克，牛膝10克。

【加减】腰腿疼痛患者，加用杜仲20克、川续断20克；四肢麻木的患者，加用威灵仙20克、桂枝10克。

【用法】水煎，每日1剂，口服。

【功效】补血行血，舒经活络止痛。

【主治】坐骨神经痛（阳气亏虚，经脉瘀滞）。

【来源】当代医药论丛，2015，13（24）

· 内服药酒 ·

【组成】独活5克，炮山甲5克，川牛膝5克，小茴香6克，木香6克，制川乌3克，甘草3克，延胡索12克，陈皮10克。

【制法】上述药物放入2000毫升的玻璃罐中，加入1500毫升的高度白酒后密封，每天摇晃1次，1周后即可服用。

【用法】每次饮用40毫升，一天3次。

【功效】活血祛瘀，温经散寒除湿。

【主治】坐骨神经痛（寒湿痹阻证）。

【来源】当代医药论丛，2015，13（24）

· 镇痛饮 ·

【组成】当归10~15克，川芎7~9克，生地10~13克，赤芍10克，牛膝10~13克，木瓜10~13克，独活10克，煅没药10克，延胡索10克，地龙5~9克，蜈蚣2~3条、全蝎5~9克，陈皮10克，甘草4克。

【加减】风寒湿阻型冷痛，舌苔薄白，脉弦紧者，加制附子3~5克；酸痛，舌苔白腻，脉濡缓者，加苍术10克。血瘀型加桃仁、红花各15克，服5~8剂后去桃仁、红花，加鸡血藤20~30克、熟地15~20克。虚损型去生地加熟地，另外加山药20克、川断10克、杜仲10克、鸡血藤20~30克。

【用法】水煎，每日1剂，早晚分服，疼痛重者，日进2剂。

【功效】活血化瘀。

【主治】坐骨神经痛，属血瘀者。

【来源】社区医学杂志，2011，17（11）

❧ 通痹止痛汤 ❧

【组成】威灵仙30克，白芍30克，细辛5克，当归10克，独活12克，木瓜30克，怀牛膝15克，甘草10克，没药10克，葛根10克，制草乌（先煎）12克，制川乌（先煎）12克，乳香10克。

【加减】脾胃虚弱者加党参、黄芪；肾阴不足者加玄参、五味子、生地；肾阳不足者加仙茅、菟丝子、淫羊藿；下焦湿热者加苍术、黄柏；下肢麻木、疼痛者加乌梢蛇。

【用法】每日1剂，水煎，分早晚2次服用。

【功效】祛湿散寒，通经活络，化瘀止痛。

【主治】坐骨神经痛（寒湿痹阻证）。

【来源】四川中医，2016，34（4）

❧ 阳和汤加味 ❧

【组成】熟地30克，鹿角胶（烊）、干姜、白芥子、防风、独活、防己、牛膝各15克，麻黄10克，肉桂、甘草各10克，鸡血藤15克。

【加减】偏于行痹，重用麻黄、防风、独活；偏于痛痹，重用干姜、肉桂；偏于着痹，重用独活、防己、白芥子；血虚，重用鸡血藤、熟地、鹿角胶；阳气虚，重用干姜、肉桂。

【用法】每日1剂，水煎服。

【功效】温阳补血，散寒除湿，祛风活络。

【主治】坐骨神经痛（阳虚、寒湿痹阻经络）。

【来源】黑龙江中医药，2006，（4）

❧ 祛风药酒 ❧

【组成】制川乌40克，制草乌15克，川牛膝25克，木瓜20

克，麻黄20克，威灵仙25克，海风藤35克，红花20克，红糖35克。

【制法】 取中药筛选干净，粉碎成粗粉，然后加入白酒浸泡7~10天，用渗漉法渗漉，过滤。另取红糖加入少量水，使红糖融化，搅匀，加入前述滤液中，搅拌均匀，分装，即得。

【用法】 每次20毫升，每天3次，饭后温服。

【功效】 祛风散寒除湿，舒筋活络。

【主治】 坐骨神经痛（寒湿痹阻证）。

【来源】 中国实用医药，2013，23（24）

·培阴定经汤·

【组成】 龟胶10克，熟地黄12克，当归9克，白芍药35克，山药20克，茯苓10克，甘草15克，秦艽15克。

【加减】 痛甚者，加丹参、延胡索；热重者，加地骨皮、青蒿；头昏者，加远志、钩藤。

【用法】 每日1剂，水煎服。

【功效】 滋补肝肾之阴。

【主治】 坐骨神经痛，属肝肾阴虚者。

【来源】 中医临床研究，2011，3（4）

·金匮肾气丸加减·

【组成】 干地黄24克，山药、山茱萸各12克，泽泻、茯苓、牡丹皮各9克，桂枝、炮附子各3克。

【加减】 痛甚者，加乳香、没药；气虚者，加黄芪、人参；腰酸重者，加淫羊藿、杜仲。

【用法】 每日1剂，水煎服。

【功效】补肾助阳，化生肾气。

【主治】坐骨神经痛，属肾阳亏虚者。

【来源】中医临床研究，2011，3（4）

✦ 益肾除痹汤 ✦

【组成】桑寄生、牛膝、云苓各15克，当归、独活、知母、苍术各12克，黄芪25克，乳香9克，小茴香6克。

【加减】下肢关节屈伸不利者，加木瓜、鸡血藤；痛剧者，加威灵仙、细辛、延胡索；夜尿多者，加淫羊藿、狗脊；气滞血瘀者，加桃仁、红花、没药；寒湿甚者，加细辛、制附子（先煎）；骨质增生者，加狗脊、补骨脂、木瓜；椎间盘突出者，加三七、泽兰、全蝎。

【用法】每日1剂，水煎，分早晚2次服用。

【功效】补肝益肾，行气活血。

【主治】坐骨神经痛（肾虚血瘀证）。

【来源】井冈山学院学报（自然科学版），2006，27（4）

✦ 寒瘀湿痹汤 ✦

【组成】生川乌（先煎）10克，桂枝、炒白术各30克，生白芍50克，生甘草15克，干姜10克，白酒250克。

【制法】酒水各半浸泡2小时后，加水同煎60~70分钟。

【用法】每日1剂，口服。

【功效】温经通络，祛寒祛瘀，利水祛湿。

【主治】坐骨神经痛，属寒湿痹阻者。

【来源】辽宁中医杂志，2003，（12）

加减曲直汤

【组成】山茱萸肉、生地、生白芍、鸡血藤各30克，知母、当归、乳香各10克，威灵仙、生甘草各15克，制附子（先煎）、肉桂各9克，生黄芪20克。

【用法】每日1剂，水煎服。

【功效】补益肝肾，祛风除湿，行气活血。

【主治】坐骨神经痛（肝肾不足、邪气内阻证）。

【来源】辽宁中医杂志，2003，（12）

红楠络海汤

【组成】红藤30克，楠藤30克，络石藤30克，海风藤30克，鸡血藤30克，木瓜15克，秦艽15克。

【用法】以上7味药，加水2000毫升，煎至600毫升，每服100毫升，每日3次。病重者1日1剂，即将2日量（本方1剂）于1日内分为4~6次服用；或将1剂量加水2000毫升，煎至400毫升，分4次服。

【功效】清热宣痹，疏风散寒，除湿通络。

【主治】坐骨神经痛，属经络阻滞、气血不通者。

【来源】四川中医，2005，（2）

地龙效灵汤

【组成】地龙、黄芪、白芍、鸡血藤各10克，丹参25克，牛膝24克，木瓜15克，当归、乳香、没药、土鳖虫、防风各10克，炙甘草6克。

【加减】偏寒者，加麻黄、制川乌（先煎）；偏热者，加生石膏、忍冬藤；夹湿者，加苍术、薏苡仁；气虚者，加党参、白术；

阴虚者，加熟地、知母；阳虚者，加制附子（先煎）、肉桂；痛剧者，加延胡索、田七；久病者，加穿山甲、乌梢蛇；腰椎间盘突出者，加五加皮、断续；腰椎骨质增生者，加骨碎补、杜仲。

【用法】每日1剂，水煎服，早晚分2次温服。

【功效】扶正祛邪，疏通经络，活血化痰。

【主治】坐骨神经痛，属寒凝经脉、气滞血瘀者。

【来源】四川中医，1999，（10）

芪归饮

【组成】黄芪24克，当归15克，川芎、桃仁、红花、赤芍、地龙各10克。

【用法】加水煎沸15分钟，滤出药液，再加水煎20分钟，去渣，两煎药液对匀。分2次服，每日1剂。

【功效】活血通络，化瘀止痛。

【主治】坐骨神经痛（气虚、瘀血阻络证）。

【来源】《名医百病良方》

于桂芳经验方

【组成】穿山甲40克，全蝎40克，蜈蚣12条，桃仁40克，川楝子30克，红花40克，牛膝40克，甘草40克。

【加减】疼痛较剧者，加乳香30克、虎杖40克；腰腿冷痛者，加制川乌20克、制草乌20克；湿重者，加苍术30克；下肢麻木明显者，加豨莶草30克、路路通30克；肾虚腰膝酸软乏力者，加杜仲30克、枸杞子30克、淫羊藿30克；气虚者，加党参30克、黄芪40克；血虚者，加当归30克、白芍30克。

【用法】研成细末，分30次服用。每天早饭前、晚饭后，口服，每天2次。

【功效】通经活络止痛。

【主治】坐骨神经痛（经络瘀阻证）。

【来源】中国社区医师（医学专业），2011，13（33）

❧ᕽ· 张氏经验方 ·ᕽ❧

【组成】威灵仙、当归、川芎、川续断、桑寄生各15克，肉桂6克，白芍20克，川牛膝、怀牛膝、独活、炙甘草各10克。

【加减】风胜，加防风、秦艽各10克，海风藤15克；寒胜，加制川乌（先煎）6克，细辛2克；湿胜，加薏苡仁20克；剧痛伸展不力，加木瓜10克，蜈蚣两条；挫伤引起者，加桃仁、红花、乳香、没药各10克；久病气虚，加党参、黄芪各15克，麻木，加天麻15克；肝肾不足，加枸杞子、山萸肉各10克，熟地、生地各20克。

【用法】每日煎服1剂，每剂连煎2次，分作2等份，早晚服下。

【功效】活血通络，祛寒止痛。

【主治】坐骨神经痛（肝肾不足，寒湿阻络）。

【来源】国医论坛，2015，30（3）

❧ᕽ· 李辅仁经验方 ·ᕽ❧

【组成】功劳叶15克，金毛脊10克，独活10克，当归尾20克，川芎10克，追地风15克，千年健15克，桂枝5克，防风10克，黄芪20克，炒白术15克，木瓜10克，寄生20克，枸杞子20克。

【用法】煎2次共得煎液300毫升，早、晚饭后2小时各服150

毫升。

【功效】温阳益气，散寒祛湿，舒筋活络。

【主治】坐骨神经痛（阳气不足、寒湿痹阻证）。

【来源】《名老中医经验集》

❧·荆世华经验方·❧

【组成】制川乌（先煎）12克，当归12克，川芎10克，桂枝10克，甘草10克，白芍30克，怀牛膝30克，熟地18克，鸡血藤20克。

【加减】寒邪甚者加制附片、细辛；疼痛剧烈者加蜈蚣；久痛入络加乌梢蛇；腰部痛者加杜仲、桑寄生；湿邪重者加薏苡仁；风邪甚者加威灵仙；气虚者加党参、黄芪；痰瘀交阻者加穿山甲、乳香、没药。

【用法】每日1剂，水煎服。

【功效】活血祛瘀，通络止痛。

【主治】坐骨神经痛（营血亏耗，瘀血阻络证）。

【来源】四川中医，1993，（5）

第二节　外用方

❧·白脉涂剂·❧

【组成】姜黄150克，肉豆蔻50克，甘松80克，阳起石50克，甘草70克，麝香0.7克，山柰100克，藏茴香130克，藏菖蒲70克，花椒50克，碱花75克。

【制法】以上11味，除麝香另研细粉外，其余共研成细粉，过筛，加入麝香配研，用酥油调成软膏。

【用法】将软膏涂在患痛部位用手揉搓20分钟后，再进行烤电15分钟，停留30分钟后洗去，每日2次，7天为1个疗程。

【功效】舒筋活络，活血化瘀，消肿。

【主治】坐骨神经痛（寒湿痹阻证）。

【来源】青海医药杂志，2008，38（9）

⮜ 中药湿渍治疗方 ⮞

【组成】桂枝、细辛、秦艽、羌活、独活、牛膝、当归、红花、川芎、乳香、没药各15克。

【制法】以上诸药加50%酒精2000毫升浸泡2周后过滤，去药渣存汁。

【用法】使用时调制均匀置于纱布上，制成约15厘米×7厘米大小，置于臀中肌髂骨附着处外敷，以特定电磁波治疗器投射加热，每次20分钟，每日1次，10次为1个疗程。治疗完毕，擦干局部皮肤，注意保暖。

【功效】温经散寒，祛风除湿，和血舒筋。

【主治】坐骨神经痛（风寒侵袭，经气不通，气滞血瘀）。

【来源】中医临床研究，2018，10（6）

⮜ 中药外敷方 ⮞

【组成】侧柏叶、大黄、黄柏、薄荷、泽兰、延胡索、乳香、没药、秦艽、川乌、红花、伸筋草、海风藤、牛膝各10克。

【制法】将上述药物研碎后以食醋调匀，以纱布包好备用。

【用法】加热至40~60℃后外敷下腰部，隔日换药1次。以2周为1个疗程，治疗2个疗程。

【功效】温经散寒，消肿止痛，活血化瘀。

【主治】坐骨神经痛（寒湿痹阻证）。

【来源】中医药导报，2016，22（4）

·◈· 王增中药热敷方 ·◈·

【组成】制草乌、木香、制川乌各5克，乳香、羌活、血竭、生香附、山甲珠、独活、煅自然铜、续断、川芎、木瓜各15克，厚朴、肉桂各10克，牛膝20克，当归25克。

【制法】焙干碾末，入瓶密封。

【用法】使用时取适当剂量以黄酒调和，并加热至适宜温度，置入纱布袋中，趁热敷于患者腰部压痛点30分钟，早晚各1次。治疗2周。

【功效】散寒止痛，理气除湿，活血化瘀，活络通痹。

【主治】坐骨神经痛（寒湿痹阻证）。

【来源】内蒙古中医药，2015，34（7）

·◈· 李峰中药热敷方 ·◈·

【组成】桃仁、乳香、红花、桂枝、干姜、艾叶、防风、荆芥、续断、威灵仙各50克，细辛、草乌、川芎各20克。

【制法】将上述药物装入布袋，以水煎煮半小时，加入黄酒100毫升，再煮10分钟，取出药袋，将多余药汁挤出备用。

【用法】药袋趁热放置于患者腰部热敷，每日1次，每次15分钟。

【功效】活络通痹，活血化瘀，理气除湿，散寒止痛。

【主治】坐骨神经痛（寒湿痹阻证）。

【来源】河南医学研究，2016，25（10）

第十一章　跟痛症

跟痛症，又称脚跟痛，是由足跟的骨质、关节、滑囊、筋膜等处病变引起足跟一侧或两侧疼痛、不红不肿、行走不便的一种疾病。致病原因可能与久立、久行，慢性损伤等有关。以单侧或双侧足跟或脚底部酸胀或针刺样痛，固定不移，步履困难，行走则痛甚等为主要表现。

跟痛症属于中医的"骨痹""痹病""筋伤"范畴。多为风、寒、湿等外邪侵袭人体，闭阻经络，气血运行不畅所致。痹病日久，气血损伤，肝肾不足，则使病情缠绵难愈。

第一节　内服方

～·乌头汤·～

【组成】麻黄、芍药、黄芪、炙甘草各9克，川乌（先煎）6克。

【制法】先以以蜜400毫升入乌头煎煮，煎取200毫升，即出乌头；继则以水600毫升，入余药煮取200毫升，去滓；二煎合并，继续煎煮，取汁300毫升。

【用法】每日1剂，先服140毫升，不效，尽服之。

【功效】温阳燥湿，散寒止痛。

【主治】跟痛症（寒湿内侵证）。

【来源】《金匮要略》

四妙丸、黄连解毒汤与白虎加桂枝汤合方加减

【组成】黄柏24克，薏苡仁24克，苍术12克，怀牛膝12克，黄连9克，黄芩6克，栀子14克，知母18克，石膏48克，炙甘草6克，粳米18克，桂枝9克。

【加减】若湿甚者，加车前子、泽泻，以渗利湿浊；若热甚者，加大黄连、黄芩用量，以清热燥湿；若疼痛甚者，加大甘草用量，再加白芍以缓急止痛等。

【用法】每日1剂，水煎内服。

【功效】清热燥湿，通利关节。

【主治】跟痛症（湿热内侵证）。

【来源】《肌肉骨关节疑难病选方用药技巧》

当归四逆汤

【组成】当归9克，白芍9克，桂枝9克，细辛3克，通草6克，大枣5枚。

【用法】水煎，每日1剂，分3次温服。

【功效】养血散寒，温经通脉。

【主治】跟痛症（血虚寒凝证）。

【来源】《伤寒论》

身痛逐瘀汤加减

【组成】川芎12克，当归15克，五灵脂12克，香附15克，甘草9克，羌活9克，没药9克，牛膝9克，秦艽9克，桃仁12克，红花12克，地龙9克。

【用法】每日1剂，水煎内服。

【功效】理气活血，化瘀止痛。

【主治】跟痛症（气滞血瘀证）。

【来源】跟痛症（足跟痛）中医诊疗方案

·⌒ 四妙丸加减 ⌒·

【组成】苍术12克，牛膝9克，黄柏9克，薏苡仁9克，杜仲12克，鸡血藤12克，川芎15克，延胡索9克，当归15等。

【用法】每日1剂，水煎内服。

【功效】清热化湿，通络止痛。

【主治】跟痛症（湿热内蕴证）。

【来源】跟痛症（足跟痛）中医诊疗方案

·⌒ 独活寄生汤加减 ⌒·

【组成】独活9克，桑寄生9克，杜仲12克，牛膝9克，党参15克，当归15克，熟地黄12克，白芍15克，川芎12克，桂枝12克，茯苓9克，细辛3克，防风9克，秦艽9等。

【用法】每日1剂，水煎内服。

【功效】祛湿散寒，通络止痛。

【主治】跟痛症（寒湿痹阻证）。

【来源】跟痛症（足跟痛）中医诊疗方案

·⌒ 补肾活血方 ⌒·

【组成】熟地24克，山药、山茱萸各12克，泽泻、茯苓、丹皮各9克，丹参、红花、桃仁、当归、赤芍、牛膝、川芎各10克。

【用法】每日1剂，水煎内服。

【功效】滋补肝肾，活血止痛。

【主治】跟痛症（肝肾阴虚，脉络阻滞）。

【来源】云南中医中药杂志，2016，37（5）

❦ · 当归鸡血藤汤 · ❧

【组成】当归15克，熟地15克，桂圆肉6克，白芍9克，丹参9克，鸡血藤15克。

【用法】每日1剂，水煎内服。

【功效】补气养血，和血止痛。

【主治】跟痛症（气血虚弱）。

【来源】《中医骨伤科学》

❦ · 六味地黄丸 · ❧

【组成】熟地黄24克，酒萸肉12克，牡丹皮15克，山药12克，茯苓12克，泽泻12克。

【用法】每日1剂，水煎内服。

【功效】滋补肝肾，强筋健骨。

【主治】跟痛症（肾阴亏损，头晕耳鸣，腰膝酸软，足跟疼痛）。

【来源】《伤寒论》

❦ · 金匮肾气丸 · ❧

【组成】熟地黄15克，酒萸肉9克，牡丹皮12克，山药12克，茯苓12克，泽泻12克，桂枝12克，制附子（先煎）12克。

【用法】每日1剂，水煎内服。

【功效】温补肾阳，强筋健骨。

【主治】足跟痛伴畏寒肢冷。

【来源】《金匮要略》

～·· 滋肾逐瘀汤 ··～

【组成】熟地黄24克，何首乌24克，制附子（先煎）12克，桑寄生15克，怀牛膝15克，当归15克，山甲珠10克，威灵仙15克，川芎15克，白芍15克，路路通12克，甘草6克，麻黄3克。

【用法】每日1剂，水煎内服。

【功效】益肾，活血，通络。

【主治】跟痛症（肝肾不足、络脉痹阻证）。

【来源】《临证经验荟萃》

～·· 益气逐瘀汤 ··～

【组成】黄芪60克，白术30克，制附子（先煎）12克，生地黄30克，白芍30克，生石膏30克，金银花藤30克，桂枝12克，牛膝21克，制川草乌各9克，防风12克，路路通15克，炙甘草15克。

【用法】每日1剂，水煎内服。

【功效】益气养阴，温通血脉，清热通络。

【主治】气阴两虚、寒热错杂之足跟疼痛。

【来源】《临证经验荟萃》

～·· 地乌蠲痹汤 ··～

【组成】生地黄60克，制川乌（先煎15分钟）9克，威灵仙9克，蚕沙15克，秦艽15克，乌梢蛇6克，怀牛膝9克，豨莶草15克，五加皮15克，独活9克。

【用法】每日1剂，水煎内服。

【功效】滋阴活血，温经散寒，通络止痛。

【主治】跟痛症（阴血亏耗、寒湿痹阻证）。

【来源】《内科名家姜春华学术经验集》

· 风湿骨痛汤 ·

【组成】制马钱子（先煎）3克，麻黄9克，茅术6克，细辛6克，薏苡仁12克，络石藤12克，海风藤9克，石楠藤9克，穿山龙9克，活马根6克，桑树根6克。

【用法】每日1剂，水煎内服。

【功效】祛风除湿，活络止痛。

【主治】跟痛症（风湿阻络证）。

【来源】《龚氏三代家传骨伤秘验方》

· 补肾壮骨汤 ·

【组成】狗胫骨100克，羊胫骨100克，鹿角胶12克，枸杞子15克，大枣20枚，黄精15克，何首乌20克。

【用法】每日1剂，水煎内服。

【功效】补肝益肾，强筋壮骨。

【主治】跟痛症（肝肾不足证）。

【来源】《龚氏三代家传骨伤秘验方》

· 刘兴利经验方 ·

【组成】独活10克，桑寄生10克，牛膝10克，杜仲10克，山茱萸10克，制草乌（先煎）6克，制川乌（先煎）6克，细辛5克，红花10克，桂枝15克，乳香10克，路路通10克，没药10克。

【用法】每日1剂，水煎内服。

【功效】散寒活血，补肾益肝。

【主治】跟痛症（肝肾不足、血瘀寒凝证）。

【来源】内蒙古中医药，2016，8（2）

第二节 外用方

❧ 活血止痛汤 ❧

【组成】伸筋草15克，海桐皮、牛膝、透骨草、细辛、千年健、当归、赤芍药、乳香各10克，没药6克。

【制法】加水1500毫升，浸泡30分钟，煮沸加陈醋200毫升，外用。

【用法】熏洗患足，每日2次，注意水温，以免烫伤。

【功效】活血化瘀，通络止痛。

【主治】血瘀阻络之足跟痛症。

【来源】中医药导报，2011，17（9）

❧ 活血膏 ❧

【组成】生南星15克，生半夏15克，生草乌15克，生山甲15克，生马钱子15克，生川大黄15克，土鳖虫15克，蓖麻子15克，羌活15克，独活15克，白蔹15克，当归15克，麻黄15克，红花15克，桃仁15克，乳香面（后下）15克，没药面（后下）15克，樟丹450克，香油600克，榆树枝30克，桑枝30克，枣枝30克，槐枝30克，柳枝30克。

【制法】油膏药。把香油放入小铁锅内，待油沸后，先放五枝，再放群药，炸焦黄为度过滤。后等油热后下樟丹，搅匀，再下乳香、没药。冷凝备用，每贴24克。

【用法】适量均匀涂抹患处，每日2次。

【功效】散寒止痛，祛风除湿。

【主治】风寒湿痹关节痛、足跟痛等。

【来源】《津门医粹（第一辑）》

· 万应膏药 ·

【组成】石菖蒲100克，艾叶100克，苍术150克，松叶100克，桑枝150克，木香100克，通草30克，香附100克，牛膝100克，千锤打100克，舒筋草100克，吴萸根100克，柑子叶100克，五加皮150克，香樟树叶150克，二乌各30克，白芷30克，黄连15克，黄柏30克，雄黄30克，蜈蚣4条，蛇床子30克，边桂50克，丁香30克，黄丹30克，桐油2000克。

【制法】将上述草本、木本药物放入桐油内浸泡3日，放铁锅内慢慢文火熬枯，棕片滤渣后，复将油入锅内熬滚沸腾后，将火熄灭。稍冷放入碾极细末的雄黄、蜈蚣、黄丹，搅匀密封备用。将此药趁热涂于硬纸或硬布上摊成膏药备用，用狗皮做底料更佳。

【用法】将上述药膏敷于患处，每日1贴。

【功效】温经活血，除湿通络，消肿止痛，软坚散结。

【主治】风寒湿痹之足跟痛、关节痛等。

【来源】《龚氏三代家传骨伤秘验方》

· 跟痛活血汤 ·

【组成】独活、桂心、怀牛膝、桑寄生各150克，细辛30克，川牛膝、党参、黄芪、威灵仙、王不留行、菟丝子各100克。

【制法】将上药研为细末，分成6等份，加入食醋浸泡1小时，沥干，加白醋翻炒至45℃，入布袋中。

【用法】患足踏入药袋上足浴，药温下降时，换用另一袋，每日2次。

【功效】补肾养肝，舒筋通络，祛风除湿，活血止痛。

【主治】跟痛症（肝肾不足、风湿阻络证）。

【来源】中国民族民间医药，2009，18（3）

·舒筋活络洗剂·

【组成】吴茱萸、制川乌、制草乌各30克，当归尾、桂枝（后下）、乳香、泽兰各10克，姜黄、川芎各15克，露蜂房、威灵仙各20克，丁香（后下）3克。

【制法】将上药水煎取滤液，药温30℃，加陈醋200毫升，浸泡患肢。

【用法】每次30分钟，每日2次。

【功效】祛风除湿、活血止痛。

【主治】跟痛症（风湿瘀阻证）。

【来源】甘肃中医学院学报，2007，24（1）

·贺平外洗方·

【组成】桂枝20克，花椒20克，红花20克，生艾叶18克，当归20克，牛膝20克，苏木20克，泽兰20克，细辛20克，威灵仙20克，制川乌20克，制草乌20克，透骨草20克，伸筋草20克，千年健20克，海桐皮20克，苦参20克。

【制法】水煎，取汁1500~2500毫升。

【用法】患足置于药锅口利用煮沸药液熏蒸30分钟，待药液变温后用药液泡脚，避免烫伤，每2日1剂，早晚各1次。

【功效】除湿通痹，行气活血止痛。

【主治】跟痛症（气血阻塞、经脉受阻证）。

【来源】世界最新医学信息文摘，2019，19（49）

·丁氏熏洗方·

【组成】海桐皮6克，桑白皮6克，大腹皮6克，陈皮6克，五加皮10克，透骨草10克，威灵仙10克，制乳香5克，制没药5克，红花5克，白芷5克，川椒5克。

【用法】上述中药煎水煮开，将患足置于药液之上，覆以毛巾，进行热气熏蒸，再用橡皮锤以痛点为腧穴，进行足跟部敲击，敲击时间为5分钟，待水温适合，再将患足放入水中浸泡，每日1剂，每晚1次。

【功效】散寒除湿，通痹止痛。

【主治】跟痛症（脉络不通、寒湿痹痛证）。

【来源】亚太传统医药，2019，15（7）

·章士美外敷方·

【组成】伸筋草、透骨草、桑枝、红花、苍术、花椒各30克，牛膝、防己、桂枝各15克。

【用法】上述中药煎水煮开，煎药取液先熏后洗患足，注意水温，以免烫伤，每日1剂，每日2次。

【功效】活血通络，消肿止痛。

【主治】跟痛症（寒湿阻络证）。

【来源】中医外治杂志，2010，19（1）

·李智熏洗方·

【组成】桃仁25克，红花25克，乳香20克，川芎15克，草乌头15克，川芎30克，延胡索30克，苍术30克，天南星30克，秦芄30克，威灵仙30克。

【制法】水煎外用，煎药取液加入适量陈醋。

【用法】先熏后洗，每次30分钟，每日2次，每剂可连用2~3日，注意水温，以免烫伤。

【功效】活血化瘀，散寒止痛。

【主治】跟痛症（风寒湿痹痛）。

【来源】山东中医杂志，2011，30（6）

⌘ 张博热敷方 ⌘

【组成】川乌30克，草乌30克，牛膝20克，杜仲20克，骨碎补20克，桑寄生30克，透骨草20克，伸筋草20克，海桐皮20克，乳香15克，没药15克，桃仁15克，红花15克，羌活20克，独活20克。

【制法】将药剪成指甲盖大小，加白酒搅拌均匀后静置20分钟，分成两份装入两个布袋，袋口缝好做成药包。蒸锅开水后将药包放入蒸锅隔水蒸热，蒸5分钟后取出1个药包凉至手背可以接受的温度放在足跟处进行热敷，大约5分钟后换锅内的另一个药包继续热敷。

【用法】每副草药可以反复使用5次，每日热敷1~2次，共计1小时。

【功效】补肝强肾，温经散寒，活血化瘀，祛风除湿。

【主治】跟痛症（肾精不足，寒湿凝滞，气滞血瘀，经脉痹阻）。

【来源】世界中西医结合杂志，2016，11（1）

第十二章 特殊药物使用注意事项

第一节 毒性药物

一、含乌头碱药物

～·乌头·～

乌头为散寒止痛要药，其植物为毛茛科植物卡氏乌头的母根，中医认为该药既可祛经络之寒，又可散脏腑之寒。所以适用于风湿、类风湿关节炎以及心腹疼痛。乌头分川乌、草乌。生川乌、生草乌均有大毒，草乌比川乌的毒性更大。现代研究认为其含有剧毒成分乌头碱，可以作用于神经系统，使中枢神经系统与周围神经先兴奋而后抑制，甚则麻痹血管运行中枢、呼吸中枢以致心源性休克，呼吸衰竭而死亡。

虽然很少量生乌头即可引起中毒，但一般认为，经炮制加工后的制乌头毒性会大减。另外，乌头碱性质不稳定，遇水、加热则易水解成毒性较小的乌头原碱和乌头次碱，其水解产物同样有疗效，而毒性却比原来降低数十倍。制乌头在常规剂量内煎煮半小时以上，多数病人服后没有反应或仅有口麻、胃不适、恶心等反应。所以本药使用时必须经过炮制才可内服，内服处方上也应写明制乌头或制川乌、制草乌。

如果炮制加工不到位，或剂量过大，或煎煮时间过短，或辨证错误，使用不当，均会发生中毒，尤其是年老体弱之人和原有心脏病的病人更容易中毒。

乌头的中毒症状：口舌、四肢或全身发麻，恶心、呕吐，呼吸急促，视力模糊，言语困难，头晕或昏迷，心律不齐，心率减慢，血压下降，房室传导阻滞，室性早搏，房颤，心肌炎，急性肾衰，休克，甚至死亡。

以上均提示，乌头使用时一定要严格遵照以下原则：①内服宜炮制后用。②控制临床使用剂量，一般在中药的配方里，川乌的用量多为1.5~3克。最大剂量以6克为宜，最好不要超过10克。并注意个体及地区差异。临床使用也宜以小剂量开始试用。③使用的关键是久煎，最好煎煮2个小时以上，可以有效地降低毒性。另外配伍甘草、蜂蜜或生姜，可以减缓其毒性而不降低其疗效。④生品内服慎之又慎。心血管疾病慎用，孕妇忌服。不宜与贝母类、半夏、白及、白蔹、天花粉、瓜蒌类同用。

❧ 附子 ❧

附子为毛茛科植物乌头的子根的加工品。味辛、甘，性大热。归心、肾、脾经。可回阳救逆，补火助阳，散寒止痛。用于亡阳虚脱，肢冷脉微，心阳不足，胸痹心痛，虚寒吐泻，脘腹冷痛，肾阳虚衰，阳痿宫冷，阴寒水肿，阳虚外感，寒湿痹痛。本品与乌头为同一植物的不同部位，也是有毒中药，但毒性较小。但因炮制或煎法不当，或用量过大，也容易引起中毒。

中毒症状：口腔灼热，发麻（从指头开始渐达全身），流涎，恶心，可能呕吐，疲倦，呼吸困难，瞳孔散大，脉搏不规则（弱而缓），皮肤冷而黏，面色发白，可能突然死亡。

使用需要严格遵循以下注意事项：①用量不宜过大。一般以不超过15克为宜。②内服要用制附子。③先煎，久煎。④孕妇禁服。不宜与贝母类、半夏、白及、白蔹、天花粉、瓜蒌类同用。

二、含士的宁（番木鳖碱）药物

〜· 马钱子 ·〜

马钱子为马钱科植物马钱的干燥成熟种子。性苦，温。有大毒。归肝、脾经。具有通络止痛、散结消肿功效。可用于跌打损伤，骨折肿痛，风湿顽痹，麻木瘫痪，痈疽疮毒，咽喉肿痛。

马钱子成分中以士的宁（番木鳖碱）毒性最大，毒性表现为兴奋中枢神经，增强骨骼肌的紧张度，使呼吸加快，血压升高，中毒时出现全身肌肉强直性痉挛、角弓反张，呼吸中枢麻痹而死亡。所以马钱子生品一般不药用，多经炮制后方可供临床应用。马钱子历代的炮制方法有去毛减毒、清水浸泡、砂烫、油炸等。以砂烫、油炸的炮制法效果最好，普遍使用砂烫法。通过炮制以除去疗效差并具有毒性的士的宁。具体炮制可以参照以下方法。

（1）将马钱子先去净毛，水煮两三沸而捞出，用刀将外皮皆刮净，浸热汤中，日、暮各换汤1次，浸足三昼夜取出，再用香油煎至纯黑色擘开视其中心微有黄意，火候即到。将马钱子捞出，用温水洗数次，以油气尽净为度（《医学衷中参西录》）。

（2）马钱子先用砂锅煮，内放一把绿豆，至开花时，剥去马钱子外衣，用刀切成薄片，晒两三天后，再用沙土炒至黄色，研末备用（《赵心波儿科临床经验选》）。

（3）马钱子水浸去毛，晒干，置麻油中炸。火小则中心呈白色，服后易引起呕吐等中毒反应；火大则发黑而炭化，以致失效。在炮制过程中，可取一枚用刀切开，以里面呈紫红色最为合度（《朱良春精方验案实录》）。

除上述内容外，使用中需要注意以下：内服宜制用，多入丸散，日服0.3~0.6克。外用适量，研末调敷。孕妇禁用。内服不宜生用及多服久服。本品所含有毒成分能被皮肤吸收，故外用不宜大面积涂敷。

三、含秋水仙碱药物

～·山慈菇·～

山慈菇为兰科植物杜鹃兰、独蒜兰或云南独蒜兰的干燥假鳞茎。味甘，微辛，性寒，小毒。归肝、胃、肺经。具有清热解毒、消肿散结功效。临床用来治疗痈疽恶疮，瘰疬结核，咽痛喉痹，蛇、虫咬伤。

山慈菇含有秋水仙碱。该物质能在体内蓄积，排泄甚慢，但其本身无毒，一经在体内氧化成二秋水仙碱则有剧毒，能使神经系统出现上行性麻痹，从而导致呼吸中枢抑制，是急性中毒致死的主要原因。山慈菇的中毒量为15~45克。故内服多入丸散剂，少入汤剂，不宜长期大剂量服用。这类药物全株有剧毒。入药用应砂炒黄。用法用量：内服：煎汤3~6克，或磨汁，或入丸、散。外用：适量磨汁涂，或研末调敷。

四、含马兜铃酸药物

～·细辛·～

本品为马兜铃科植物北细辛、首尔细辛或华细辛的干燥根和根茎。味辛，性温，有小毒。归心、肺、肾经。具有解表散寒，祛风止痛，通窍，温肺化饮功效。主治风寒感冒，头痛，牙痛，鼻塞流涕，鼻衄，鼻渊，因前人有"细辛不过钱"的说法，故用量一般为1~3克，不超过3克。散剂每次服0.5~1克。外用适量。前人"细辛不过钱"的说法，但这是指单服细辛而言。在与其他药物配伍应用时，可视具体情况而定，临床上也有在处方中用1.5克、6克甚至9克的。但须仔细分析，根据病情需要而定，不可贸然地使用大量。

其他含马兜铃酸的药物

马兜铃酸（AAs）及其衍生物为硝基菲类化合物，广泛存在于马兜铃科马兜铃属及细辛属等植物中。

由于AAs及含AAs的植物被广泛报道具有致慢性肾功能衰竭以致癌作用，所以含AAs的中药的临床应用一直存在广泛争议。到现今，该类药物中青木香、关木通、广防己已经被禁止使用，含有这些药材的制剂如龙胆泻肝丸、甘露消毒丸、排石颗粒、冠心苏合丸等中的马兜铃科药材关木通、青木香以及广防己分别被木通、土木香、防己替代；对含有马兜铃、寻骨风、天仙藤和朱砂莲的中药制剂严格按处方药管理；要求细辛只能用地下部分。2015版《中国药典》严格规定，禁止含有马兜铃酸药物的长期使用，儿童禁止服用含马兜铃酸的中药药物，这在一些含马兜铃酸药物的说明书已经标明。目前仍在使用中的中药共24种，包括马兜铃属14种（大叶青木香、大百解、朱砂莲、九月生（朱砂莲）、天仙藤（马兜铃藤）、马兜铃、防己、汉防己、淮通、木防己（水城木防己）、木香马兜铃、大青木香、冕宁防己、寻骨风）和细辛属10种（苕叶细辛、乌金七、杜衡、湘细辛、细辛、甘肃细辛、南坪细辛、毛细辛、金耳环、山慈菇）。

对于这些药物的使用，除要关注其毒性反应外，必须使用时要遵守以下原则：应避免单次超剂量或长期使用；避免中药材的混用；要进行合理的炮制；要坚持因人制宜、辨证论治的原则。

第二节 临床禁用药物的替代问题

近年来，随着自然生态保护意识逐渐增强，动物类中药，特别是濒危动物相关，已有很多被移出中药使用目录，私自使用还会受到法律制裁。对于这些药物，本书中列举内容仅用于学术记录。意在借鉴此种配伍方法，具体临证时，需要考虑替代药物。

虎骨

本品为猫科动物虎的骨骼。味甘、辛，性温。归肝，肾经。具有祛风通络、强筋健骨功效。临床常用来治疗风湿痹痛、脚膝酸软。用量3~15克，水煎不易出味，古方多入丸散或酒醴中。

1993年虎成为世界保护动物，严禁猎杀，虎骨被禁用，所以之后一般以豹骨代替虎骨入药。现今虎骨和豹骨均已禁止药用，具体临证使用时，可用狗骨、猫骨等代替虎骨，或可使用功效相同的其他药物弥补虎骨禁用产生的方剂功效弱化，具体治疗风湿骨病时，可以透骨草15克、寻骨风15克、自然铜6~9克（先煎），三药同用代替虎骨，这是焦树德老中医的经验，供参考。

穿山甲

本品为鲮鲤科动物穿山甲的鳞甲。性味咸，微寒。归肝、胃经。具有通经下乳、消肿排脓、搜风通络功能。临床用于经闭癥瘕，乳汁不通，痈肿疮毒，关节痹痛，麻木拘挛。用量5~9克，一般炮制后用。

为加强保护，自2020年6月5日，穿山甲属所有种由国家二级保护野生动物调整为国家一级保护野生动物。最新出版的2020年版《中国药典》中，穿山甲未被收载。具体临床使用时，王不留行通乳下奶，牡蛎软坚散结，可替代解决穿山甲对应问题。目前也有临床试验证明，猪蹄甲也可以代替穿山甲用药。这些都可以参考应用。